MANUEL D'INSPECTION

DES

ABATTOIRS ET DES VIANDES

CORBEIL. — IMPRIMERIE ÉD. CRÉTÉ.

MANUEL D'INSPECTION

DES

ABATTOIRS

ET DES VIANDES

PAR

V. GALTIER

PROFESSEUR DE POLICE SANITAIRE
A L'ÉCOLE VÉTÉRINAIRE DE LYON

DEUXIÈME ÉDITION

PARIS

ASSELIN ET HOUZEAU

LIBRAIRES DE LA SOCIÉTÉ CENTRALE DE MÉDECINE VÉTÉRINAIRE

Place de l'École-de-Médecine

1904

PRÉFACE

J'ai écrit la deuxième édition de ce manuel, qui n'est que la reproduction abrégée de mon cours, en m'inspirant, pour le rédiger, des observations, que j'ai eu l'occasion de faire aux abattoirs de Lyon, depuis que je suis chargé d'y conduire les élèves de la quatrième année. Je me suis également inspiré des nombreux travaux publiés en France et à l'Étranger, tels que ouvrages spéciaux sur la matière, observations relatées dans les journaux de médecine vétérinaire, discussions dans les Sociétés et les Congrès. Mon but a été, non pas de faire un traité de pathologie et autres sciences vétérinaires, mais d'écrire un livre très élémentaire, renfermant les principales règles applicables à l'inspection des animaux et des viandes de boucherie au point de vue de leur salubrité, tout en renvoyant aux ouvrages spéciaux pour les questions de diagnose anatomique et pathologique.

Lyon, le 15 avril 1904.

INSPECTION DES ABATTOIRS
ET DES VIANDES

INTRODUCTION

L'inspection des abattoirs, des tueries, des animaux et des viandes destinées à la consommation de l'homme, fait en quelque sorte partie intégrante de la police sanitaire générale. Elle doit avoir pour but : 1° de rechercher, dans les marchés d'approvisionnement, dans les abattoirs publics, et dans les tueries spéciales, les maladies contagieuses des animaux, en vue de l'application des mesures propres à prévenir leur propagation; 2° de sauvegarder la santé de l'homme, qui est exposé à contracter certaines affections graves en manipulant ou en consommant des viandes insalubres, de rechercher et d'éliminer de la consommation les viandes avariées ou malades, toxiques, virulentes, parasitaires, dangereuses à un titre quelconque.

L'utilité d'une inspection sévère ne saurait être contestée, attendu qu'il est bien avéré que certaines viandes peuvent être insalubres, dangereuses, nuisibles à la santé. Sont, en effet, insalubres et plus ou moins dangereuses : *les viandes provenant d'animaux* atteints de certaines maladies virulentes (morve, charbon, tuberculose...), dont les agents pathogènes sont transmissibles à l'homme par ingestion ou par simple manipulation ; les viandes d'animaux atteints de certaines affections parasitaires (ladrerie, trichinose), qui peuvent donner aux personnes, qui les consomment, fraîches, crues ou insuffisamment cuites, l'helminthiase intestinale, la trichinose ; les viandes provenant d'animaux atteints d'affections (maladies infectieuses et septicémies diverses, pyohémie, maladies fébriles...), qui déterminent l'empoisonnement de l'organisme ; les viandes, qui sont imprégnées de substances toxiques, microbiennes ou autres ; les viandes, qui sont avariées, corrompues.... Les viandes insalubres doivent être stérilisées ou saisies et détruites, la cuisson convenablement opérée, qui rend inoffensifs les parasites et les microbes, ne détruisant pas toujours les substances toxiques.

Les vétérinaires seuls sont capables de remplir cette mission, parce que, seuls, ils possèdent les connaissances spéciales, multiples et précises, qui sont nécessaires : pour savoir inspecter les marchés d'approvisionnement et les abattoirs ; pour savoir examiner et apprécier les animaux sur pieds, au point de vue de la détermination de leur état sanitaire ; pour savoir reconnaître leurs maladies virulentes, infectieuses, parasitaires ; pour savoir apprécier si la viande est insalubre, dangereuse ou impropre à la consommation ; pour appliquer les mesures à prendre et pour guider les acheteurs dans leurs litiges avec les vendeurs. Toutefois, à défaut de vétérinaires, ou en vue de les seconder, on pourra recourir à des bouchers ou charcutiers, qui, en cas de doute ou de contestation, devront réclamer l'intervention de l'homme compétent (vétérinaire sanitaire, vétérinaire inspecteur, vétérinaire expert).

C'est aux maires qu'il incombe d'instituer et d'organiser, dans leurs communes respectives, l'inspection des foires et marchés, des marchés d'approvisionnement, des abattoirs, des tueries et des viandes ; ils sont chargés d'assurer la salubrité des comestibles exposés en vente et de prévenir les maladies contagieuses (art. 97-5°-6°, loi du 5 avril 1884 ; — art. 1ᵉʳ, 18, loi du 21 juin 1898 ; — art. 1ᵉʳ, loi du 15 février 1902) ; ils doivent faire inspecter par des vétérinaires les abattoirs et les tueries particulières, en vue de la recherche des maladies contagieuses et en vue des mesures à prendre (art. 90, décret du 22 juin 1882) ; ils doivent (art. 30, loi du 21 juillet 1881 ; — art. 63, loi du 21 juin 1898) instituer et organiser l'inspection des foires, marchés et abattoirs. Les maires doivent donc instituer et organiser un service d'inspection sanitaire dans leurs communes respectives ; ils doivent faire inspecter les viandes destinées à la consommation de l'homme, et ils doivent faire inspecter les foires, marchés, abattoirs et tueries, au point de vue de la recherche des maladies contagieuses. Ils peuvent établir séparément : une inspection des foires et marchés ; et une inspection des viandes, de l'abattoir et de son marché d'approvisionnement, ou des tueries. Ils peuvent aussi concentrer, dans les mains du même vétérinaire, la double mission d'inspecter les viandes, l'abattoir, les tueries, les foires et marchés. La dépense de ce service est supportée par la commune. Les préfets ont le droit et le devoir (art. 99, loi du 5 avril 1884) de mettre les maires inertes ou résistants en demeure d'instituer ce service, ou de se substituer à eux et de jouer le rôle de l'autorité municipale, quand il s'agit de toutes ou de plusieurs communes du département, ou même d'une seule, si le maire résiste à la mise en demeure.

A l'heure actuelle, et bien que, dans ces dernières années, il ait été réalisé un progrès considérable, il reste beaucoup à faire en France; l'inspection n'existe pas dans toutes les communes; et dans beaucoup de celles où elle existe, elle n'est pas pratiquée « d'une façon méthodique, complète et entièrement convenable ». Même dans les villes et les communes, qui ont une inspection convenable, le consommateur est parfois incomplètement préservé; car des animaux malades ou morts sont travaillés dans des abattoirs ou dans des tueries non inspectées, et la viande, plus ou moins insalubre, est ensuite introduite là même où on l'aurait saisie à l'abattoir, l'inspection étant malaisée et souvent illusoire après que la viande a été préparée, travaillée, parée, manipulée. Les bouchers et les charcutiers cherchent assez souvent à fuir l'abattoir public inspecté, créent des tueries particulières dans les communes voisines où l'inspection ne se fait pas, et puis introduisent les viandes parées ou manipulées dans les communes et les villes qui ont une inspection. De la sorte, tout danger pour le consommateur n'est pas écarté, et les maladies contagieuses sont cachées. Conséquemment, il est nécessaire que la surveillance et l'inspection sanitaire soient exercées partout, suivant les prescriptions de la loi, dans tous les abattoirs publics et dans les tueries particulières, au moins dans les tueries exploitées par des bouchers ou des charcutiers qui font l'exportation.

L'organisation et la réglementation du service d'inspection incombent à l'autorité municipale. La nomination du ou des membres de ce service appartient à l'administration chargée de la police municipale, au préfet de police à Paris, et aux maires dans toute la France. Les titulaires sont choisis par l'administration ou désignés à son agrément d'après les épreuves d'un concours ouvert à cette fin, comme cela a été pratiqué dans plusieurs villes. Suivant l'importance des foires, marchés et abattoirs, le vétérinaire inspecteur nommé par l'administration fonctionne seul ou est assisté par des vétérinaires sous-inspecteurs ou par des employés subalternes, anciens bouchers ou charcutiers, agissant sous sa direction et chargés de la partie du service qui n'exige pas ou qui exige le moins, pour sa bonne exécution, les connaissances spéciales du vétérinaire. Les vétérinaires inspecteurs s'abstiennent ou non de faire de la clientèle personnelle. Ils peuvent être révoqués ou remerciés par l'autorité municipale, même quand ils ont été nommés à la suite d'un concours.

Les inspecteurs des animaux et des viandes de boucherie doivent toujours s'inspirer de la lettre et de l'esprit des arrêtés, faits par l'autorité municipale.

pour réglementer le service d'inspection et son mode d'exécution. Afin de ne laisser aucune place à l'arbitraire, et en vue d'éviter des récriminations de la part des intéressés, bouchers et consommateurs, le vétérinaire inspecteur et le maire, s'inspirant de l'intérêt de la salubrité générale, à l'exclusion de toute autre considération, devront l'un proposer et l'autre édicter une réglementation complète et minutieuse, dans laquelle seront fixés d'une manière précise et claire les principes et les règles à suivre dans l'inspection du marché d'approvisionnement et des animaux sur pieds, de l'abattoir, des tueries, boucheries, charcuteries, triperies, étaux, magasins, et dans l'examen des viandes préparées à l'abattoir ainsi que de celles qui sont introduites du dehors. Les maladies et les altérations propres à motiver la saisie totale ou partielle seront indiquées; dès lors, les décisions du vétérinaire inspecteur s'imposeront, quand il aura agi en conformité des règlements, et les intéressés n'auront à se plaindre contre lui qu'autant qu'ils pourront établir qu'il s'en est écarté.

En comparant les règlements existants, on constate des différences plus ou moins profondes suivant les villes; une sévérité inégale en résulte; là on est plus tolérant, ici on l'est moins; les services d'inspection sont plus ou moins souvent en désaccord; des protestations plus ou moins fréquentes se produisent de la part des bouchers, qui se plaignent de la sévérité déployée dans leurs communes, alors que dans d'autres localités il y a une tolérance plus large. Aussi, dans l'intérêt de l'hygiène et dans l'intérêt de tous, est-il extrêmement désirable : d'aboutir à l'identité de réglementation et de sévérité, dans la mesure du possible; d'avoir un code applicable dans toute la France, dans lequel seront bien définis les cas de saisies totales et les cas de saisies partielles, afin d'éviter l'arbitraire et d'uniformiser les décisions à prendre au sujet de cas identiques. Ce qui est une cause d'insalubrité bien avérée ne saurait être envisagé diversement suivant les lieux; et, pour les maladies ou les altérations, dont la gravité est encore appréciée diversement par les hommes compétents, il est indispensable également d'établir une règle générale après étude approfondie, tout en ne perdant pas de vue que le but de l'inspection doit être de rechercher et de retirer de la consommation les viandes insalubres. En résumé, et bien que tout le monde n'approuve pas l'idée, soutenue par beaucoup, d'une réglementation des motifs de saisie applicable dans toute la France, il est à souhaiter qu'il soit établi légalement, comme cela a été réalisé en Allemagne, une codification ou réglementation générale, applicable dans toutes les communes.

Le rôle des vétérinaires inspecteurs est défini par les lois et règlements. Ils doivent rechercher les maladies contagieuses et la provenance des malades (art. 90, décret du 22 juin 1882), aviser l'autorité locale et proposer les mesures nécessaires (art. 81, décret du 22 juin 1882); ils doivent constater la salubrité et apprécier l'insalubrité des viandes ainsi que les fraudes (art. 97-5°, loi du 5 avril 1884; — loi du 27 mars 1851; — arrêtés et règlements municipaux; — législation sanitaire). Ils doivent suivre ponctuellement la lettre et l'esprit des lois, arrêtés et règlements, être absolument corrects et toujours impartiaux. Ils doivent inspecter l'abattoir, les tueries, les marchés, les viandes, les étaux, les boutiques, magasins, dépôts, etc.

Les bouchers, charcutiers, commissionnaires, ont le droit de protester contre les saisies et de demander une expertise judiciaire, s'ils croient que l'inspecteur s'est trompé ou montré trop sévère; ils ont, en outre, le droit d'attaquer devant la juridiction administrative les dispositions réglementaires, qui leur semblent constituer un abus ou un excès de pouvoir de la part du maire. Les décisions de l'inspecteur sont toujours susceptibles d'appel par voie de justice; la contre-expertise est toujours permise, quand la nomination d'experts est demandée à la justice; les intéressés peuvent d'ailleurs demander officieusement l'avis d'un ou de plusieurs vétérinaires, mais l'administration a le droit de n'accepter que l'expertise judiciaire.

Les viandes réputées insalubres peuvent être rangées en trois catégories : 1° celles qui, imprégnées de substances toxiques ou virulentes, doivent être dénaturées, enfouies, détruites, livrées à l'équarrissage, transformées industriellement ; 2° celles qui, après stérilisation convenable, pourraient être utilisées dans l'alimentation des animaux ; 3° celles qui (tuberculose, ladrerie...), grâce à une stérilisation convenable, deviennent utilisables pour la consommation des personnes. La peau, la graisse, etc., sont laissées au saisi sous certaines conditions; et, en cas de protestation de la part de l'intéressé, toutes les parties sont provisoirement conservées pour être mises à la disposition des experts.

Les arrêtés municipaux, entachés d'abus ou d'excès de pouvoir, ne sont pas obligatoires ; mais sont obligatoires ceux portant règlement général sur l'inspection des viandes, quand les conditions exigées par la loi ont été remplies, sous peine de 1 à 5 francs d'amende (art. 471-15°, Code pén.). D'ailleurs, des peines sévères sont édictées par les articles 423 et 477 du Code pénal et par la loi sanitaire du 21 juillet 1881 (art. 31 et 32) pour réprimer la vente de viandes insalubres, corrompues ou provenant d'animaux atteints de maladies contagieuses. D'autre part, la loi du 27 mars 1851 édicte des peines élevées contre ceux qui vendent ou exposent sciemment en vente des denrées falsifiées ou corrompues.

D'après la loi du 27 mars 1851 :

1° Sont passibles des peines édictées par l'article 423 du Code pénal ceux qui falsifient des substances ou denrées alimentaires ou médicamenteuses destinées à être vendues, ceux qui vendent ou mettent en vente des substances ou denrées alimentaires ou médicamenteuses, qu'ils savent être falsifiées ou corrompues ; ces personnes peuvent être condamnées à la prison (trois mois à un an) et à l'amende ; de plus, si la marchandise contient des mixtures nuisibles à la santé, l'amende sera de 50 à 500 francs et l'emprisonnement de trois mois à deux ans, alors même que la falsification nuisible serait connue de l'acheteur ou consommateur.

2° Sont passibles d'une amende de 16 à 25 francs et d'un emprisonnement de six à dix jours, ou de l'une des deux peines seulement, suivant les circonstances, ceux qui, sans motifs légitimes, ont, dans leurs magasins, boutiques ou ateliers ou maisons de commerce, ou dans les halles, foires et marchés, des substances alimentaires qu'ils savent être falsifiées ou corrompues; et, si la substance falsifiée est nuisible à la santé, l'amende peut être élevée à 50 francs et la prison à quinze jours.

3° Lorsque le prévenu aura déjà été condamné dans les cinq années précédentes pour un délit analogue, la peine pourra être élevée au double de son maximum.

4° Les substances ou denrées falsifiées ou corrompues sont confisquées et détruites, si elles sont impropres ou nuisibles à la consommation.

Dans le commerce de la boucherie, de la charcuterie, de la volaille, du gibier et du poisson, les maires peuvent, par des arrêtés, prohiber la vente et la mise en vente de tout ce qui, bien que non altéré ou corrompu, est réputé dangereux ou nuisible à la santé des consommateurs; et la sanction de cette prohibition est celle de l'article 471 du Code pénal. Tandis que la loi de 1851 édicte une sanction plus rigoureuse contre ceux qui vendent des denrées alimentaires fraudées, altérées, corrompues. Deux hypothèses sont prévues par la loi du 27 mars 1851 : celle dans laquelle il y a fraude, falsification; et celle dans laquelle la marchandise est corrompue.

La falsification, punie par cette loi, résulte de toute tromperie sur l'origine de la marchandise et de tout mélange frauduleux détériorant la substance au préjudice de l'acheteur, alors même qu'elle porte moins sur la nature que sur la qualité de cette substance. Ainsi, commet une fraude, qui engage sa responsabilité pénale et sa responsabilité civile, le boucher qui se sert d'un faux poinçon pour marquer la viande et faire croire qu'elle a été estampillée par qui de droit. Ainsi, commet une fraude le boucher qui substitue un poumon sain à un poumon tuberculeux, en vue d'égarer l'inspection. Ainsi, il y a fraude, falsification punissable, quand on substitue de la viande de cheval à celle de bœuf ou de porc, quand on vend du cheval pour du bœuf, du saucisson de cheval pour du saucisson de porc, quand on vend de la chèvre pour du mouton, du chien pour du mouton, du chat pour du lapin... Ainsi, il a été jugé (tribunal correctionnel de la Seine et Cour de Paris) que l'introduction dans les beurres d'une certaine quantité d'acide borique pour les conserver constituait une fraude ; une manière de voir opposée a été adoptée en 1897 par le tribunal de Vire... ; pourtant l'emploi du borax est prohibé en France pour la conservation des viandes. Mais, dans tous ces cas, la culpabilité pénale n'existe réellement qu'autant que le vendeur a commis lui-même ou tout au moins a connu la falsification ; que s'il en était autrement, l'acheteur trompé n'aurait droit qu'à des dommages-intérêts.

Quant au sens du mot *corrompues*, employé par le législateur, il vise l'altération résultant de la fermentation ou de la décomposition ; il doit être interprété d'une façon large, et il n'est pas nécessaire que la corruption aille jusqu'à la putréfaction complète, ni qu'elle soit de nature à nuire à la santé. Doivent être considérées comme *corrompues* : les viandes mal conservées ; les viandes altérées par un trop long séjour à l'étal du marchand ; les viandes provenant d'animaux morts de maladie ou sacrifiés au cours d'une affection (morve, charbon...), qui les rend impropres à la consommation (loi sanitaire) ; les viandes de boucherie, la charcuterie, la volaille, le poisson, lorsque la putréfaction ou toute autre altération (piqué, échauffé, rance), propre à les rendre insalubres s'en est emparé. Ainsi, tombent sous l'application de la loi de 1851 comme ayant vendu ou exposé en vente des denrées alimentaires corrompues : ceux qui, en connaissance de cause, ont vendu ou exposé en vente de la viande charbonneuse, morveuse... ; ceux qui, en connaissance de cause, ont vendu ou exposé en vente de la viande corrompue, soit que la corruption provienne de l'état de maladie des animaux tués, soit que la viande, primitivement saine, ait été altérée par quelque circonstance que ce soit (Cassation, 4 juin 1852).

La simple détention par un commerçant de substances alimentaires, qu'il sait être falsifiées ou corrompues, suffit pour constituer le délit prévu par la loi de 1851, alors qu'elle n'est point justifiée par des motifs légitimes ; et les tribunaux peuvent décider en fait que la détention de marchandises falsifiées ou corrompues dans des magasins, dans un but commercial, constitue une exposition et mise en vente présentant les éléments du délit prévu par la loi du 27 mars. Le délit d'exposition ou de mise en vente résulte, soit qu'il s'agisse d'une vente de gré à gré, soit qu'il s'agisse d'une vente publique, de la seule exposition, aux regards du public, des marchandises destinées à être vendues ; et le prévenu est coupable par cela seul qu'il a exposé des viandes corrompues pour être vendues publiquement, alors même que les enchères n'auraient pas encore été ouvertes (Cassation, 11 janvier 1889).

Toutefois, pour que le délit prévu par la loi de 1851 existe, il faut l'offre certaine à la clientèle, c'est-à-dire l'étalage, la mise en vente de la marchandise corrompue ; et de plus, il faut que cette offre soit faite par un individu qui connaît, qui sait que la marchandise est corrompue. Les peines édictées par la loi ne sont pas encourues par ceux qui envoient dans une ville des viandes, qui, s'étant altérées dans le trajet, sont saisies à leur arrivée, ni par ceux qui, étant détenteurs de marchandises corrompues dans leurs entrepôts ou réserves, ne les ont pas encore étalées dans leurs magasins de vente. On ne saurait non plus incriminer celui qui, ignorant que sa viande s'est corrompue, la soumet à l'inspection avant de l'exposer en vente, ni celui qui agit de même au sujet d'une marchandise suspecte. Enfin, la vente ou la mise en vente d'une viande peu alibile (viande cachectique, viande trop jeune) ne constitue pas le délit prévu par la loi de 1851, et ne peut être réprimé que par arrêté de l'autorité municipale (art. 471-15°, Code pén.); et la vente d'un animal atteint d'une maladie grave, devant amener promptement la mort, ne constitue pas non plus le délit de mise en vente d'une denrée alimentaire corrompue, alors même que le vendeur savait que cet animal était destiné à la boucherie.

Lorsqu'une personne, malade à la suite d'une ingestion de viande, intente une action au boucher qui l'a fournie, elle doit prouver que cette viande était insalubre au moment de l'achat et que son ingestion a été la cause déterminante de la maladie.

CHAPITRE PREMIER

MARCHÉS D'APPROVISIONNEMENT, LEUR INSPECTION. — EXAMEN DES ANIMAUX SUR PIED AU POINT DE VUE DE LA SALUBRITÉ DE LEUR VIANDE.

Dans les grandes villes, qui ont un marché d'approvisionnement, il est à désirer qu'on réalise les conditions suivantes : que le marché aux bestiaux soit attenant à l'abattoir ou dans son voisinage immédiat, et qu'il soit desservi par un chemin de fer, qui y amène directement les animaux ; que le sol du marché, les étables, écuries, bergeries, porcheries, soient bétonnés, dallés ou cimentés, avec pentes et rigoles pour l'écoulement des purins et des eaux de lavage ; que les cloisons, auges... soient en métal ou en pierre ; que l'aération soit largement assurée ; que l'eau y soit abondante et que les lavages soient fréquents ; que les animaux soient visités à leur arrivée, à leur débarquement, et que les malades et les suspects soient immédiatement isolés ; qu'il soit procédé à une désinfection convenable.

L'inspection des marchés d'approvisionnement et l'examen des animaux sur pied sont importants et ont pour but la recherche des maladies contagieuses, ainsi que l'appréciation de la salubrité de la viande qu'ils peuvent fournir (art. 39, loi du 21 juillet 1881 ; — art. 63, loi du 21 juin 1898 ; — art. 80 à 88, décret du

22 juin 1882; — art. 41, décret du 12 novembre 1887;
— art. 22 et 23, arrêté ministériel du 28 juillet 1888).
Le rôle du vétérinaire inspecteur consiste : à examiner au moins sommairement les divers animaux ou
groupes d'animaux à leur débarquement, à leur
arrivée pour entrer au marché, et pendant leur exposition sur le marché; à procéder à cet examen en se
rendant compte de l'état général des animaux, de leur
habitude extérieure, de l'état de leurs principales
fonctions, en recherchant, sur les diverses espèces,
les symptômes des affections les plus graves, qui
s'observent chez elles (morve sur les animaux solipèdes, etc., etc.); à visiter les locaux, qui reçoivent
les animaux, ainsi que les diverses dépendances du
marché et de l'abattoir, et à s'assurer de leur bonne
tenue; à demander et à assurer l'application des
mesures hygiéniques et sanitaires jugées utiles sur
le marché, dans ses dépendances et dans celles de
l'abattoir. En cas de maladies contagieuses ou de
suspicion légitime, il fera procéder, par l'agent de
police présent à l'inspection, à la saisie et à la mise en
fourrière des malades ou à leur transfert à l'abattoir;
il portera immédiatement à la connaissance du maire
de la localité tous les cas de maladie contagieuse ou
de suspicion constatée; il fera une enquête sur l'origine des malades et sur les rapports qu'ils ont eus
avec d'autres animaux, et proposera les mesures
sanitaires jugées nécessaires pour les malades, les
suspects et ceux qui ont été exposés à la contagion;
il demandera et fera exécuter le nettoyage, le lavage et la désinfection générale après chaque tenue
de marché, et exigera une désinfection plus complète des places, locaux et objets souillés par les

malades. Le maire de la localité, où se trouvent les animaux malades ou suspects, informera de suite celui du lieu d'origine, en lui donnant le nom du propriétaire, pour que des mesures y puissent être appliquées et des recherches opérées.

Dans sa visite du marché, de ses dépendances, de celles de l'abattoir, et dans son examen sur pied des animaux de boucherie, le vétérinaire, qui est à la fois inspecteur sanitaire et inspecteur de la boucherie, devra adopter une ligne de conduite conforme aux données qui vont suivre et la faire consacrer par des arrêtés ou règlements municipaux. Outre que des mesures doivent être prises, quand il s'agit de maladies contagieuses prévues par la loi sanitaire, il est parfois utile d'éloigner de l'abattoir certains animaux impropres à fournir une viande bonne pour la consommation ; les animaux, ainsi éliminés du marché ou de l'abattoir, donneraient lieu à la saisie s'ils étaient sacrifiés, d'où résulterait une perte pour les intéressés et pour la consommation ; tandis que beaucoup de sujets refusés momentanément, parce qu'ils sont malades, maigres, trop jeunes, pourront devenir bons dans la suite. En outre des animaux reconnus sains, doivent être acceptés, sauf vérification de la viande après l'abattage : les animaux, qui ne sont ni trop maigres ni trop jeunes, ni atteints de maladies parasitaires ou virulentes graves ou de maladies quelconques avec fièvre intense ou d'empoisonnements ou de complications graves ; les animaux atteints de maladies non dangereuses pour l'homme, s'il n'y a ni maigreur excessive, ni fièvre intense, ni complication grave, leur viande n'étant pas insalubre.

I. — **Animaux bovins.**

Si la *peste bovine* était constatée sur des animaux exposés sur le marché, il y aurait lieu de faire séquestrer immédiatement tous les animaux bovins, ovins et caprins exposés en vente, de faire abattre tous les sujets malades et de faire enfouir, équarrir ou détruire intégralement leurs cadavres, de faire conduire les bovins suspects à l'abattoir pour y être utilisés.

Quand la maladie constatée sera la *péripneumonie contagieuse*, tous les animaux reconnus atteints seront mis en fourrière pour être ensuite abattus, ou conduits aussitôt à l'abattoir pour y être ensuite sacrifiés, après quoi l'inspecteur pourra permettre l'utilisation de la viande en vue de la consommation, si elle n'est ni trop maigre, ni fiévreuse, ni infiltrée ; mais les issues (tête, viscères) seront néanmoins détruites, livrées à l'équarrisage, enfouies, soumises à la stérilisation (cuisson) dans l'abattoir. Lorsque la maladie sera grave, le cadavre sera enfoui, équarri, détruit, moins la peau, qui peut être utilisée dans tous les cas après désinfection. D'ailleurs, en dehors des conditions précitées, la viande des animaux abattus pour cause de péripneumonie, ou reconnus atteints dans les abattoirs, peut être livrée à la consommation, quand la maladie est peu intense, moyennant une autorisation du maire sur l'avis conforme du vétérinaire sanitaire. Les bêtes bovines exposées à la contagion doivent être marquées ; et elles sont ensuite, avec un laisser-passer, dirigées vers l'abattoir voisin ou un autre, ou renvoyées dans leur lieu d'origine et signalées au maire.

Quand il s'agit de la *fièvre aphteuse* (espèces bovine, ovine, caprine, porcine), les animaux malades, vendus pour la boucherie, sont conduits directement à l'abattoir de la localité pour y être abattus et utilisés ou saisis, si la maladie a altéré la viande, ou vers d'autres abattoirs, après avoir été marqués ; et ils sont alors transportés en voiture ou par chemin de fer, ayant les pieds tamponnés et étant accompagnés d'un laisser-passer. Si les malades ne sont pas vendus pour la boucherie, ils seront mis en fourrière et séquestrés jusqu'à complète guérison ; et, pendant la durée de la séquestration, le propriétaire pourra faire abattre lui-même ou vendre pour la boucherie et pour être sacrifiés dans l'abattoir le plus voisin, ses animaux malades, qui seront marqués et accompagnés d'un laisser-passer. Les issues, tête, pieds, viscères des malades, utilisés pour la consommation, seront échaudés à l'abattoir ou même saisis et enfouis, détruits, livrés à l'équarrissage, suivant la gravité et la généralisation des lésions. Les bêtes exposées à la contagion peuvent être utilisées en boucherie ; si elles ne sont pas vendues pour cette destination, elles sont renvoyées dans leur lieu d'origine et signalées au maire.

Les animaux (quelle que soit d'ailleurs leur espèce) atteints de *rage* doivent être abattus ; et, en aucun cas, leur viande ne peut être utilisée pour la consommation. L'article 55 du décret du 22 juin 1882, beaucoup trop rigoureux, interdit de vendre les animaux mordus par un chien enragé pour une

destination autre que l'équarrisage, même quand
il s'agit d'animaux qui viennent d'être mordus ou
qui l'ont été depuis un ou deux jours seulement.

Le marché et l'abattoir doivent être fermés aux
animaux reconnus atteints ou soupçonnés atteints
de *charbon bactéridien* ou de *charbon symptomatique*. Les malades présentés au marché ou à l'abattoir, ou reconnus après leur introduction, seront mis
en fourrière et séquestrés jusqu'à guérison ; en cas
de mort ou d'abatage consenti par le propriétaire,
les cadavres seront intégralement détruits, enfouis,
équarris. Les animaux simplement suspects, ayant
même origine que les malades, seront renvoyés
dans leur lieu d'origine et signalés au maire, ou
vendus pour la boucherie.

Les animaux bovins reconnus atteints de *tuberculose* doivent être abattus. Ceux reconnus ou soupçonnés atteints à leur arrivée au marché ou à
l'abattoir seront reçus pour être sacrifiés, afin de
pouvoir en saisir la viande s'il y a lieu.

Les animaux atteints ou soupçonnés de *septicémie*
(métrite septique, autres maladies compliquées de
septicémie), de *maladies diverses graves accompagnées de fièvre intense* doivent-ils être exclus du
marché et de l'abattoir? En principe, ils devraient
être exclus, parce que, momentanément impropres
à fournir une viande salubre, ils pourraient devenir
utilisables dans la suite, si la maladie guérissait ou
s'amendait. Mais, en pratique, on pourra les accepter afin d'éviter qu'on les dirige vers des abattoirs ou
des tueries non inspectés, sauf à saisir leur viande
si, à l'autopsie, elle est reconnue insalubre ; on
pourrait ne pas les accepter, si l'inspection était

généralisée et convenablement pratiquée. Ainsi, on pourra laisser pénétrer dans le marché et dans l'abattoir, en se réservant de se prononcer sur la salubrité de leur viande après l'autopsie : les animaux atteints de septicémie, de fièvre vitulaire, de coryza gangreneux, de métrite, de maladies infectieuses ou inflammatoires diverses avec plus ou moins de fièvre, de traumatismes plus ou moins violents, de paralysie, de météorisme, d'empoisonnements, de surmenage, d'affections parasitaires (gales, herpès, bronchite vermineuse, distomatose, ladrerie, tournis, actinomycose, etc.) ; les animaux ayant subi quelque opération plus ou moins grave et accompagnée de plus ou moins de fièvre, etc. Si, à l'autopsie, la viande est saigneuse, fiévreuse, infiltrée, hydrohémique, on la saisira. Mais, si l'on était assuré que les animaux ne seront pas tués clandestinement ou dans quelque tuerie non inspectée, il conviendrait de conseiller, et d'exiger même si possible, une certaine temporisation dans tous les cas où les animaux, actuellement impropres à fournir une viande salubre, pourraient devenir utilisables après un certain repos (surmenage), ou après un traitement approprié.

Quant aux animaux atteints de maladies quelconques sans fièvre, de tares, de maladies parasitaires sans fièvre ni maigreur, ni cachexie, de traumatismes sans fièvre, etc., susceptibles de donner une viande salubre plus ou moins bonne, ils doivent toujours être acceptés. Il doit en être de même des mâles entiers et plus ou moins âgés (taureaux), des vaches en état de gestation plus ou moins avancée, des vaches fraîches vêlées, s'il n'y a aucune complication. On pourra exclure, ajourner les veaux trop jeunes ; mais, à cet égard, il convient de ne pas se montrer exigeant, les veaux, sains d'ailleurs, âgés seulement de quatre, trois, deux jours, ne donnant pas une viande insalubre. Quant aux animaux plus ou moins maigres, on les admettra au marché et à l'abattoir, afin de pouvoir saisir leur viande si la maigreur est concomitante de la tuberculose ou de quelque autre maladie grave. On pourra exclure de l'abattoir les animaux maigres qui ne semblent pas malades, si momentanément ils paraissent devoir fournir une viande inutilisable, et s'il y a espoir de voir leur état s'amender sous l'influence d'une alimentation convenable.

II. — Moutons et Chèvres.

La *gale* du mouton et de la chèvre n'est pas par elle-même une cause d'insalubrité de la viande, bien qu'elle soit inscrite dans la loi sanitaire ; les bêtes galeuses peuvent être acceptées à l'abattoir, quand il n'y a ni maigreur excessive ni état fébrile. Lorsqu'il s'agit de la *fièvre aphteuse*, la ligne de conduite, tracée à propos des animaux bovins, est applicable. Lorsqu'il s'agit de la *clavelée*, on suit à peu près les mêmes règles qu'en cas de fièvre aphteuse. Pour le *charbon*, la *rage*, la *septicémie*, les *maladies infectieuses* ou *inflammatoires* ou *parasitaires*, les traumatismes (animaux écrasés, etc.), les opérations, le surmenage, le météorisme, la maigreur, la jeunesse, le sexe, la gestation, l'agnelage, etc., même ligne de conduite à suivre qu'en ce qui concerne les animaux bovins.

III. — Porcs.

Pour la *fièvre aphteuse*, la *rage*, le *charbon*, la *tuberculose*, les maladies infectieuses, inflammatoires, parasitaires, la ladrerie, la septicémie, les traumatismes (animaux écrasés, etc.), les opérations, le surmenage, la maigreur, la jeunesse, le sexe, la gestation, etc., même ligne de conduite à suivre qu'en présence des animaux bovins, ovins ou caprins. En ce qui concerne la *pneumo-entérite infectieuse*, la même ligne de conduite est imposée par la loi sanitaire qu'en ce qui concerne la péripneumonie contagieuse des animaux bovins. Pour le *rouget*, l'article 42 de la loi du 21 juin 1898 est trop sévère; les animaux atteints de cette affection ne peuvent pas être vendus en vue de la boucherie, leur viande ne pouvant être livrée à la consommation; cette sévérité non justifiée, ne comportant aucune distinction entre les cas graves et les cas bénins, ne peut qu'inciter à la fraude.

IV. — Animaux solipèdes.

Les animaux solipèdes, destinés à la boucherie, doivent être attentivement inspectés avant et après l'abatage, parce qu'ils sont sujets à des affections nombreuses, et parce qu'ils ne sont d'ailleurs livrés à la consommation qu'autant qu'ils deviennent inutilisables à un service quelconque à cause de l'usure, des tares, des accidents ou des maladies dont ils sont atteints.

Les animaux reconnus atteints de *morve* ou de *farcin morveux* seront refusés à l'abattoir, saisis, assommés ensuite et enfouis, détruits, équarris. Les animaux suspects (présentant des symptômes cliniques insuffisamment caractéristiques) pourront être refusés pour être soumis aux mesures que comporte leur état, ou acceptés et abattus pour être saisis, si l'autopsie confirme le diagnostic. Quant aux solipèdes, qui ont été exposés à la contagion, il ne doivent pas être livrés à la boucherie.

Les solipèdes atteints de *dourine* ne peuvent être livrés à la boucherie qu'un an après la guérison. En ce qui concerne le *charbon* et la *rage*, il faut suivre la même ligne de conduite que pour les espèces bovine, ovine, caprine et porcine.

Il convient d'exclure de l'abattoir, à moins de les y laisser sacrifier pour saisir leur viande, les animaux atteints ou suspects d'infection septique ou purulente. On suspectera, et on les refusera ou on les saisira : les animaux qui auront une fièvre intense à la suite de plaies, d'opérations, de traumatismes, de maladies avec suppuration ; les animaux atteints de javarts ou de clous de rue anciens avec suppuration, d'arthrites ou de plaies articulaires graves avec fièvre ou suppuration, de caries osseuses, de maux de garrot, d'épaule, de nuque invétérés, de plaies suppurantes invétérées, de plaies d'été, de lymphangite épizootique ; les animaux récemment opérés de castration, de javart, de phlébite, de clou de rue, de gravelle, etc., quand leur état général laissera à désirer ; les animaux atteints de traumatismes graves, quand ces accidents, datant déjà de quelque temps, seront accompagnés de fièvre ; les animaux atteints de crapauds anciens, d'eaux-aux-jambes invétérées, d'abcès multiples, quand il y aura maigreur. Il convient également de refuser les animaux atteints de gourme grave, de horsepox compliqué, de fièvre typhoïde, d'anasarque, de paraplégie avancée, de tétanos grave, de maladies infectieuses ou inflammatoires avec fièvre, de mélanose généralisée, de fics nombreux, de maigreur extrême, d'anémie avec œdèmes, etc.

On acceptera : les animaux qui, sans être maigres ni fiévreux, auront des tares, des blessures légères, des engorgements locaux ; ceux qui seront tarés, usés des membres ; ceux qui auront des hernies non compliquées, des fractures récentes, des tumeurs sanguines, des traumatismes récents ou peu graves, de la gale, des maladies inflammatoires aiguës avec peu ou pas de fièvre, des maladies chroniques telles que l'immobilité, la pousse, etc.

CHAPITRE II

ABATTOIRS ET TUERIES. — ABATAGE DES ANIMAUX. — ANIMAUX MORTS D'ACCIDENTS OU DE MALADIES.

I. — Abattoirs et tueries.

Les abattoirs (abattoirs publics ou communaux et tueries spéciales) sont des établissements dans lesquels sont tués, dépouillés et dépecés les divers animaux destinés à la consommation. Les abattoirs publics existent actuellement dans toutes les villes et dans la plupart des localités d'une certaine importance ; mais, dans beaucoup de localités, à la campagne, il n'y a que des tueries particulières, chaque boucher ou charcutier ayant la sienne ; souvent même les tueries sont annexées aux magasins de vente ou en font partie, et quelquefois les animaux sont tués et travaillés devant le magasin, dans la cour, dans la rue.

Les abattoirs publics offrent des avantages sérieux au point de vue de l'hygiène et de la salubrité publiques. Grâce à leur installation et aux conditions qu'elle doit réaliser : on évite au public le triste spectacle de l'occision des animaux, de la vue du sang et des scènes de sauvagerie dont certains bouchers sont coutumiers ; on évite la création de foyers multiples et disséminés de putréfaction et de miasmes, en concentrant le travail des bouchers et charcutiers d'une ville, d'une localité, dans le même établissement; on facilite l'inspection sanitaire des animaux et des viandes.

Les abattoirs et les tueries offrent des inconvénients, des dangers et de l'insalubrité ou de l'incommodité pour le voisinage (animaux échappés, cris des animaux, sang, émanations, altération des eaux); aussi sont-ils compris au nombre des établissements (ateliers, usines, manufactures) *classés* (soumis à la surveillance administrative), en raison de leur insalubrité ou de leur incommodité. Leur création et leur fonctionnement sont soumis à la réglementation édictée pour les établissements de la première et de la deuxième classe; les abattoirs publics, étant plus incommodes, sont de la première classe et doivent être établis loin des habitations particulières; les tueries (établissements de deuxième classe) peuvent être créés au voisinage des habitations, si leur fonctionnement ne doit être ni incommode ni préjudiciable aux voisins. (Textes à consulter : décret du 15 octobre 1810; — ordonnance du 14 janvier 1815; — décret du 3 mai 1886; — ordonnance du 15 avril 1838; — décret du 1er août 1864; — décret du 27 mars 1894.)

1° FORMALITÉS D'OUVERTURE. — Pour la création d'un abattoir public, il faut l'accomplissement des formalités suivantes : demande adressée au préfet par le maire, après décision du conseil municipal, accompagnée d'un plan à 500 mètres de rayon indiquant la situation de l'établissement projeté par rapport à tout ce qui existe dans ce périmètre, et d'un autre plan faisant connaître l'agencement de

2.

l'abattoir; affichage pendant un mois de la demande, dans toutes les communes circonvoisines à 5 kilomètres de rayon, dans le but de permettre aux particuliers et aux municipalités de présenter leurs réclamations et oppositions ; enquête *de commodo et incommodo* dans la commune intéressée; consultation du Conseil départemental d'hygiène, et, en cas de besoin, du Comité consultatif des arts et manufactures; consultation du conseil de préfecture, quand il y a eu des oppositions. La décision préfectorale peut être prise après la consultation du Conseil d'hygiène, quand aucune opposition n'a été formulée. Le préfet autorise ou refuse purement et simplement, ou autorise sous certaines conditions d'agencement et d'exploitation. Après entente des conseils municipaux, plusieurs communes ou fractions de communes peuvent être autorisées à créer et à exploiter le même abattoir public.

Pour créer une tuerie (deuxième classe), il faut une demande sur timbre adressé par l'intéressé au préfet avec un plan de situation à 200 mètres de rayon; cette demande est soumise à une enquête *de commodo et incommodo* dans la commune; puis le Conseil d'hygiène est consulté, et ensuite le préfet autorise ou refuse purement et simplement, ou autorise sous certaines conditions.

Qu'il s'agisse d'établissements de première ou de deuxième classe, l'autorisation administrative est toujours donnée *salvo jure alieno*; les tiers, auxquels un établissement autorisé occasionne un préjudice, ont le droit (art. 1382, 1383, Code civ.) d'en demander réparation. D'ailleurs, après avoir donné l'autorisation, l'administration préfectorale peut, après coup, quand des inconvénients imprévus se révèlent, imposer de nouvelles conditions au nom de la sécurité, de la salubrité, de la commodité publiques. Enfin, l'autorisation préfectorale, donnée avec ou sans conditions, laisse au maire le droit de surveillance et d'intervention pour sauvegarder la sûreté et la salubrité publiques, pour prohiber par exemple la pollution d'un cours d'eau, de la voie publique, etc.

2° CONDITIONS A RÉALISER. — Qu'il s'agisse d'abattoirs publics ou de tueries particulières, certaines conditions sont à réaliser pour le choix de l'emplacement, pour la construction et l'agencement de l'établissement et pour son exploitation.

L'emplacement d'un abattoir public doit être choisi de préférence dans un lieu qui réalise les conditions suivantes : qui soit situé hors de l'enceinte de la ville, mais pas trop éloigné cependant; qui se trouve en aval, si la ville est traversée par un cours d'eau, et le plus près possible du cours d'eau de façon à pouvoir y déverser les eaux souillées de l'établissement par un simple canal ou par un égout très court; qui soit battu par les vents, surtout par les vents dominants, en vue de l'aération et de la dessiccation des chemins et avenues; qui soit au voisinage du marché et d'une gare si c'est possible; sur un terrain avec lequel les communications sont faciles, vaste et régulier pour que les constructions y soient faciles, non occupé ni envahi par les eaux, mais facile à approvisionner d'eau en abondance, éloigné des sources, puits, agglomérations ou maisons habitées, routes ou chemins fréquentés, facile à isoler par un mur d'enceinte et une plantation

d'arbres, facile à desservir, etc. Jusqu'à ce jour, en
France, la construction et l'agencement des abattoirs laissent beaucoup à désirer à peu près partout;
il conviendra à l'avenir de réaliser, dans la mesure
du possible, les conditions suivantes : isoler l'abattoir par un mur d'enceinte et une plantation d'arbres;
amener l'eau en abondance; assurer l'aération, la
ventilation et l'éclairage le plus complet par une
bonne orientation et par de nombreuses et larges
baies ou ouvertures convenablement situées, pourvues ou non de verres ou de treillis de fer; éviter
partout les infiltrations et imbibitions, en disposant
les sols en pente, et en les rendant imperméables,
ainsi que les murs, au moins dans leur partie inférieure et jusqu'à une certaine hauteur; assurer la
propreté par l'installation de robinets d'eau; favoriser le départ des souillures et l'écoulement des
eaux par des caniveaux, des rigoles, des conduites,
un égout collecteur à parois imperméables, débou-
chant en plein lit du cours d'eau ou aboutissant à
une fosse à décantation; exiger une toiture convenable..., un sol partout étanche, à surface unie,
solide et non glissante..., des instruments, agrès,
tours, crochets et barres de suspension, treuils,
masses, masques, soufflets, placards, établis, tables,
bancs, récipients divers, brouettes, voitures... con-
venables et d'un entretien facile...; installer des
dépendances diverses et plus ou moins nombreuses
suivant l'importance de l'abattoir, telles que cours,
parcs, écuries, étables, bergeries, porcheries, locaux d'isolement, mangeoires, râteliers, échaudoirs
pour animaux de boucherie, échaudoirs à porcs,
brûloirs, triperies, voiries, cases pour les viandes sai-

sies, bureau de l'inspection, laboratoire, magasins, entrepôts divers, entrepôt frigorifique… Là où il n'y a pas de clos d'équarrissage, on devrait annexer à l'abattoir soit un terrain d'enfouissement, soit un four à crémation, soit une cuve à solubilisation, soit un autoclave pour faire cuire sous pression les viandes qui doivent être détruites. L'abattoir en fonctionnement doit être réglementé, surveillé, inspecté : au point de vue de sa tenue et de sa propreté ; au point de vue du travail des bouchers, charcutiers et tripiers ; au point de vue de l'enlèvement des sangs, viscères, issues, abats, peaux, suifs, résidus divers, fumiers ; au point de vue de l'enlèvement des viandes…

Quand il s'agit de tueries particulières, on peut résumer de la façon suivante les conditions à imposer pour leur emplacement, leur construction, leur agencement et leur exploitation. Exiger un emplacement : qui soit isolé, séparé et autant que possible distant de quelques mètres des habitations occupées par des personnes ; qui ne se trouve pas en bordure immédiate sur les places, rues ou chemins de grande communication ; qui ne soit pas en contre-bas du sol du voisinage ; qui soit déjà approvisionné ou qui soit facile à approvisionner en eau ; qui ait une étendue suffisante pour l'installation de la tuerie et de ses dépendances. Le local destiné à l'abatage des animaux sera clos de murs et recouvert d'une toiture ; le sol sera rendu absolument étanche au moyen d'un béton recouvert d'une couche de ciment ; les bas de murs seront cimentés intérieurement jusqu'à 10 centimètres au-dessus des charassons ; l'aération sera assurée au moyen de deux baies ménagées dans deux murs opposés et garnies d'un simple treillis de fer ; les charassons ou crochets de suspension, les tours et les autres objets fixés au mur seront en métal. Les locaux destinés à héberger les animaux vivants seront adjacents à la tuerie, mais ils auront une entrée spéciale, et le sol en sera dallé ou cimenté. Une fosse à fumier maçonnée, cimentée et surmontée d'une toiture, sera construite dans le voisinage immédiat de la tuerie pour recevoir temporairement les fumiers de l'écurie, de l'étable, de la porcherie, et les matières extraites des estomacs et intestins. La tuerie sera munie des agrès, instruments et ustensiles nécessaires, qui devront toujours être maintenus en bon état, propres et enfermés dans le local. Les eaux saigneuses ou souillées d'une façon quelconque dans la tuerie pourront être écoulées directement dans l'égout ou le cours d'eau le plus proche, au moyen d'un conduit en fonte, en poterie ou en ciment, partant de l'intérieur de la tuerie, muni d'une grille à son origine et caché dans le sol durant tout son trajet ; à défaut d'égout ou de cours d'eau assez important dans le voisinage immédiat de la tuerie, on construira une fosse maçonnée, cimentée, étanche et couverte, analogue aux fosses des lieux d'aisance, communiquant avec l'intérieur de l'abattoir par un conduit muni d'une grille et d'un obturateur; on pourra toutefois se contenter d'exiger, au lieu de la fosse, la construction d'un tabouret cimenté dans l'un des angles de la tuerie pour recueillir les eaux souillées, à la condition qu'il sera vidangé et nettoyé tous les jours. Les animaux seront assommés, énervés ou bâillonnés avant d'être égorgés, et la porte de la tuerie sera fermée pendant toute la durée du travail ; le sang sera recueilli aussi complètement que possible, placé dans des récipients métalliques se bouchant hermétiquement et enlevé tous les jours pour être utilisé, livré à l'industrie ou déversé dans un cours d'eau, si l'on est à proximité d'un ruisseau ou d'une rivière d'une certaine importance ; les matières extraites des estomacs et intestins seront seules portées dans la fosse à fumier à l'exclusion de tous débris organiques. Tous les jours en été et tous les deux jours en hiver on enlèvera les issues, têtes, viscères, estomacs, intestins, bourres, soies, raclures, débris inutilisables, graisses, os, ainsi que les peaux, à moins qu'elles ne soient soumises à la salaison. Aucune matière altérée ou en voie d'altération ne pourra être conservée dans la tuerie. Les objets divers employés, instruments, récipients, véhicules, seront entretenus en parfait état de propreté ; les vêtements de travail seront changés tous les huit jours ; la tuerie et tous les objets qui auront servi, seront nettoyés, lavés tous les jours de travail, et désinfectés, quand il y aura lieu ; les eaux souillées, eaux saigneuses, eaux de lavage, eaux de cuisson ou d'échaudage, ne seront jamais écoulées sur la voie publique ni perdues dans le sol, elles seront déversées dans les égouts, dans les cours d'eau, ou transportées sur les terres ; la fosse à fumier sera vidangée tous les huit jours. Les cas de maladie contagieuse seront déclarés à l'autorité locale ainsi que les affections ou accidents qui rendent la viande insalubre, et on attendra sa décision avant de disposer des animaux. La tuerie ne pourra être utilisée que pour les seuls besoins de son titulaire, qui ne devra y laisser faire le travail d'aucun autre boucher ou charcutier.

3° RÉGLEMENTATION. EXPLOITATION. TAXES. — D'après l'article 2 de l'ordonnance du 15 avril 1838 « la mise en activité de tout abattoir public et commun, légalement établi, entraine de plein droit la suppression des tueries particulières dans la *localité* ». Le terme *localité* ne signifie ni commune, ni ville, mais simplement *agglomération*, dont ferait partie la tuerie située auprès de l'abattoir commun, ou tout au moins n'en serait distante que d'un espace convenable pour en rendre l'usage possible sans trop de frais pour l'exploitation (Conseil d'État, 7 mars 1890). Il résulte d'une autre décision du Conseil d'État (24 février 1893) que la mise en activité d'un abattoir public dans une commune n'entraine pas de plein droit la suppression des tueries particulières dans la commune voisine, alors même qu'un traité serait intervenu entre les deux municipalités pour l'usage commun de l'abattoir. Donc le terme *localité* de l'ordonnance de 1838 ne s'applique pas à toute une commune, mais simplement à une agglomération ; et il ne peut pas s'appliquer à deux portions de communes distinctes formant une même agglomération.

Frappé de l'insuffisance des prescriptions de l'article 2 de l'ordonnance de 1838 et des difficultés élevées au sujet de l'interprétation à donner au mot *localité*, le gouvernement, par un décret du 27 mars 1894, a décidé : qu'à l'avenir « l'arrêté préfectoral autorisant l'ouverture d'un abattoir public fixera le périmètre dans lequel les tueries particulières devront être supprimées en vertu de l'article 2 de l'ordonnance du 15 avril 1838 ; que ce périmètre pourra comprendre soit tout le territoire de la commune dans laquelle l'abattoir sera établi, soit une partie de ce territoire seulement, soit plusieurs communes ou fractions de communes ; que l'extension du périmètre au delà des limites d'une commune sera toutefois subordonnée à une entente entre les conseils municipaux intéressés sur l'établissement ou l'usage commun de l'abattoir ; que, si le périmètre doit s'étendre sur le territoire de départements différents, chaque préfet déterminera, après entente entre les conseils municipaux, la fraction du périmètre correspondant à son département ; que le périmètre primitivement fixé pourra être étendu ultérieurement, et qu'il sera procédé, dans ce cas, comme en matière d'ouverture d'abattoirs. » Conséquemment, les maires peuvent demander que le périmètre, primitivement fixé pour l'interdiction et la suppression des tueries particulières, soit étendu à toute la commune, et que les tueries même autorisées soient fermées (Voy. décret du 27 mars 1894 et circulaire du ministre du Commerce du 25 avril 1894).

Le maire a le droit d'interdire d'abattre les animaux destinés au commerce de la bouchrie et de la charcuterie ailleurs que dans l'abattoir de la commune. La Cour de Cassation, dans un arrêt du 1er juin 1832, a jugé que « un arrêté municipal portant que tous les bouchers seront tenus d'abattre leurs bestiaux à l'abattoir du lieu est obligatoire pour tous les bouchers, qui demeurent dans la commune, même pour ceux qui habitent hors les limites de l'octroi ; et que ceux-ci, tant que l'arrêté n'est pas rapporté, ne peuvent se refuser de s'y conformer sous prétexte qu'en raison de leur domicile ils sont affranchis du paiement des droits d'octroi auxquels cependant l'arrêté les astreint. » Dans un autre arrêt du 12 septembre 1851 la Cour de Cassation a encore décidé : que l'arrêté municipal, qui défend aux bouchers d'une commune de tuer ailleurs qu'à l'abattoir public, est obligatoire ; que l'exception, faite en faveur des bouchers forains, ne peut s'appliquer à ceux qui résident au delà des limites de l'octroi, mais seulement aux bouchers qui n'ont pas leur établissement sur le territoire de la commune. Cependant, même lorsqu'un arrêté municipal interdit d'abattre les animaux destinés au commerce de la boucherie ailleurs que dans l'abattoir de la commune, les habitants n'en conservent pas moins le droit d'abattre les porcs pour leur consommation personnelle chez eux, dans un lieu clos, couvert et séparé de la voie publique (Cass., 10 avril 1879). Ainsi donc, dans une commune ayant un abattoir public, les particuliers et les aubergistes ont le droit d'abattre chez eux les porcs destinés à leur consommation.

Dans plusieurs villes ou localités ayant créé des abattoirs publics, les bouchers et charcutiers, pour diverses raisons, pour éviter l'inspection et les droits d'abatage, ont tué leurs animaux en dehors de la localité dans des communes voisines. Que peut faire l'administration pour les amener à l'abattoir ? Le maire a bien le droit d'astreindre les bouchers, qui font leur travail dans la commune, à n'abattre leurs animaux qu'à l'abattoir communal ; mais il résulte d'un arrêt de la Cour de Cassation du 17 avril 1886 : que l'arrêté municipal, qui interdit aux bouchers et charcutiers d'une ville d'abattre les animaux mis en vente ailleurs qu'à l'abattoir de la ville, est inapplicable aux cas où ces animaux ont été abattus dans une commune voisine ; et qu'il n'y a pas contravention de la part du boucher, qui introduit et qui vend de la viande d'animaux, qu'il justifie avoir abattu dans une autre commune. Conséquemment, un boucher exerçant son commerce dans une commune, qui a ou qui n'a pas d'abattoir public, peut et doit être autorisé, si l'emplacement choisi convient, à ouvrir une tuerie spéciale sur le territoire d'une commune voisine, qui n'a pas d'abattoir public. Et il résulte d'un arrêt (15 décembre 1893) de la Cour de Cassation : qu'aucun texte de loi ne donne au maire d'une commune possédant un abattoir public le droit de frapper d'une taxe les viandes mises en vente dans ladite commune, et qui ont été abattues en dehors de cet abattoir ; et qu'un arrêté municipal, établissant une taxe de cette nature, étant illégal, le refus d'y obtempérer échappe à la répression de l'article 471-15° du Code pénal. Les viandes abattues hors de la commune (viandes foraines) ne peuvent donc pas, dans l'état actuel de notre législation, être frappées par le maire d'une taxe spéciale de visite ou de vérification (Voy. plus loin, à propos des viandes foraines, les mesures qui peuvent être imposées pour la sauvegarde de la salubrité publique). Les préfets peuvent prendre, chacun pour son département, un arrêté ordonnant ou organisant l'inspection des abattoirs et des tueries, et prohibant la mise en vente et le colportage des viandes, si elles n'ont pas été préparées et estampillées dans un abattoir régulièrement autorisé et surveillé, ou si elles ne sont pas accompagnées d'un certificat ; mais il appartient et il incombe à l'administration de déléguer des vétérinaires chargés de la visite.

Le maire a le droit, ainsi qu'on l'a vu, d'astreindre les bouchers à ne pas tuer dans la commune ailleurs qu'à l'abattoir communal ; mais il ne peut en même temps obliger les bouchers et leurs employés à ne pénétrer dans l'abattoir qu'avec sa permission et se réserver la faculté de leur en interdire l'entrée en cas d'infraction aux règlements. Les infractions aux règlements de police municipale ne comportent pas d'autres sanctions que celle édictée par l'article 471-15° du Code pénal ; et le maire ne peut sans excès de pouvoir frapper d'une pénalité arbitraire ceux qui contreviennent aux dispositions d'un arrêté (Cass., 7 déc. 1901). Au maire appartient le droit de réglementer l'exploitation de l'abattoir... ; il peut interdire par arrêté aux bouchers et charcutiers (Cass., 4 mars 1893) d'emporter certains débris (fumier, matières intestinales, sang, raclures de boyaux) et détritus, provenant des animaux tués à l'abattoir, et charger de cet enlèvement un entrepreneur spécial. Il n'a pas le droit d'interdire l'abatage des porcs pendant l'été.

Hormis pour la ville de Paris, qui a une réglementation spéciale, le décret du 1er août 1864 est applicable à toute la France. Ce décret décide : que les taxes d'abatage seront calculées de manière à ne pas dépasser les sommes nécessaires pour couvrir les frais annuels d'entretien et de gestion des abattoirs, et pour tenir compte à la commune de l'intérêt du capital dépensé pour leur construction et de la somme qui serait affectée à l'amortissement de ce capital ; que ces taxes ne pourront dépasser le maximum de 0,015 par kilogramme de viande de toute espèce ; que, lorsque les communes seront forcées de recourir à un emprunt ou à une concession temporaire, pour couvrir les frais de construction des abattoirs, les taxes pourront être portées à 0,02 par kilogramme de viande nette, si ce taux est nécessaire pour pourvoir à l'amortissement de l'emprunt ou indemniser le concessionnaire de ses dépenses ; que, lorsque l'amortissement sera effectué, les taxes seront ramenées au taux nécessaire pour couvrir seulement les frais d'entretien et de gestion ; que, si des circonstances exceptionnelles nécessitaient des taxes supérieures à celles qui ont été indiquées, elles ne pourront être autorisées que par décret rendu en Conseil d'État.

Dans les abattoirs publics, les municipalités peuvent imposer d'autres taxes (taxe d'inspection sanitaire, taxe de séjour des animaux, taxe de cheville), qui se fusionnent avec la taxe d'abatage, et dont la totalité doit être calculée de façon à rémunérer seulement les services rendus. Les bouchers et charcutiers, qui ne travaillent pas leurs animaux dans les abattoirs publics, ne sauraient être assujettis aux taxes d'abatage et autres imposées à ceux qui se servent des abattoirs et de leurs annexes.

Si les bouchers et charcutiers, qui tuent dans des tueries spéciales, ne peuvent pas être assujettis aux taxes d'abatage, peuvent-ils être imposés d'une taxe d'inspection sanitaire ? On a prétendu que la loi du 21 juin 1898 n'oblige les communes à préposer un vétérinaire pour l'examen des animaux que lorsqu'il existe des foires, marchés, abattoirs, clos d'équarissage, et que la taxe prévue par l'article 63 de ladite loi ne peut être appliquée au boucher qui exploite une tuerie particulière ; mais l'article 63 de la loi du 21 juin 1898 vise les abattoirs en général, et est applicable, qu'il s'agisse d'abattoirs publics ou d'abattoirs privés (tueries particulières) ; et la commune peut imposer aux titulaires de tueries inspectées une taxe d'inspection sanitaire, pour chaque tête de bétail inspecté, en vue de payer le service d'inspection.

Les concessionnaires (sociétés ou simples particuliers), qui, moyennant la concession par les municipalités de l'exploitation, pendant quarante à cinquante ans, d'abattoirs communaux, ont construit lesdits abattoirs, en s'engageant à les abandonner aux villes à la fin de leur contrat, ont le droit de compter sur le produit des taxes, dont la perception a été autorisée par les villes à leur profit ; et, si, contrairement à son droit, une ville a autorisé la perception de droits de vérification sur les viandes abattues et introduites du dehors, les bouchers peuvent bien refuser de payer ces droits, mais alors la municipalité est tenue de dédommager le concessionnaire (arrêt du Conseil d'État du 10 janvier 1890 ; arrêt de la Cour de cassation du 15 décembre 1893 ; arrêt de la Cour d'Alger du 15 novembre 1897).

II. — Abatage des animaux. Dépeçage.

Divers procédés sont employés pour tuer les animaux de boucherie. On saigne généralement le mouton, la chèvre et le veau, en introduisant le couteau en arrière de la branche montante du maxillaire, l'animal étant maintenu assujetti en position horizontale, ou suspendu (veau) par les membres postérieurs, et en tranchant les vaisseaux artériels et veineux de la région ; le veau est ordinairement assommé, avant ou après la saignée, d'un coup de masse asséné sur le front ou sur la nuque pour lui éviter des souffrances ; dans le même but, les petits ruminants, une fois la saignée faite, sont *énervés*, le boucher pratiquant la section de la moelle en introduisant le couteau entre l'occipital et la première vertèbre, ou bien renversant violemment la tête en arrière au point de rompre la moelle. Le porc, fixé à terre ou sur un établi, est saigné, comme le bœuf et le cheval, par la section, à l'entrée de la poitrine, des gros vaisseaux du cou ; quelquefois, avant ou aussitôt après la saignée, l'animal est étourdi (assommé) par un coup de maillet en bois sur le front.

Les animaux grands ruminants et les solipèdes sont saignés par la section des gros vaisseaux à l'entrée de la poitrine ; mais ils sont, au préalable, assommés, étourdis ou *énervés*. Dans certains abattoirs, on sectionne la moelle entre l'occipital et l'atlas ; dans la plupart des abattoirs, en France, le bœuf et le cheval sont assommés, le premier à coups de masse asséncs sur la nuque et sur le front ; le second est ordinairement abattu facilement d'un seul coup bien appliqué sur le front ; l'animal une fois à terre, on procède à la saignée comme il a été dit. L'abatage à coups de masse a des inconvénients chez le bœuf, qui n'est parfois étourdi, assommé, et ne tombe qu'après avoir reçu un certain nombre de coups. Aussi, pour les animaux de cette espèce, est-il à souhaiter de lui voir substituer l'abatage au moyen de l'appareil Bruneau, qui permet d'éviter les inconvénients inhérents à l'abatage par la masse. L'appareil Bruneau est un masque à cheville perforante, consistant en une capote en cuir, qui s'adapte devant le front de l'animal, et qui porte dans la partie correspondante au milieu du front une plaque métallique, perforée d'un trou, à travers lequel doit être enfoncée par un coup de maillet en bois une cheville métallique, qui pénètre ainsi dans les centres nerveux ; l'animal tombe instantanément, et le plus souvent il n'est pas nécessaire d'introduire par l'ouverture, qu'a faite la cheville métallique, la baguette en osier, qui fait partie de l'appareil, et qui doit servir à labourer la moelle afin d'arrêter plus complètement les mouvements des membres. Ce procédé d'abatage est préférable à l'assommement par la masse et à l'emploi du masque à feu ; il est d'une application facile, d'une réussite prompte et assurée ; il met l'homme à l'abri de tout danger ; il diminue les souffrances des animaux, et il permet d'obtenir une aussi parfaite saignée et une aussi belle viande que les autres procédés.

Le maire a-t-il le droit d'imposer la substitution de l'abatage par le masque à l'assommement par la masse? Oui, si sa décision est motivée par des raisons de sécurité.

A Paris, les bouchers se servent, pour abattre les grands ruminants, du merlin anglais, sorte de masse, qui se termine d'un côté en forme de cheville métallique; avec cet instrument, l'ouvrier habile traverse le front de l'animal, qui tombe comme quand on fait usage du masque Bruneau; ensuite on introduit, par l'ouverture ainsi pratiquée, une baguette flexible avec laquelle on laboure la moelle pour arrêter les mouvements des membres.

Avec le masque à feu de Siegmund, employé à l'abattoir de Bâle, on obtient aussi une mort très rapide. L'appareil consiste en un masque semblable à celui de Bruneau, auquel s'adapte un canon de fusil, court, rayé, se chargeant par la culasse; le coup de feu est obtenu en frappant légèrement avec un petit marteau sur la goupille à percussion; la balle entre dans le crâne, laboure les centres nerveux; la mort est très prompte, et les coups n'effrayent pas les animaux qui attendent leur tour.

Les Israélites égorgent les animaux, quelle que soit leur taille. Les grands animaux sont préalablement couchés et assujettis; le veau est suspendu par les membres postérieurs, ou placé, comme le mouton, sur une table ou un établi; puis, tandis qu'un aide retourne la tête de l'animal de façon à tendre le cou et à présenter la gorge, le sacrificateur, avec un damas à longue lame, et par un seul mouvement de va-et-vient, sectionne tout jusqu'aux vertèbres; la victime râle bruyamment; le sang est projeté en tous sens; et la mort arrive lentement, si l'on ne sectionne pas la moelle, ou si l'on n'assomme pas l'animal une fois qu'il est égorgé.

Quand la saignée est achevée, on procède à l'habillage et ensuite au dépeçage. Le porc doit d'abord être débarrassé de ses soies et de son épiderme : pour cela on arrose le cadavre avec de l'eau chaude, ou on le plonge quelques instants dans un récipient qui en contient, puis on racle la peau avec un couteau, quand le ramollissement obtenu est suffisant, et on enlève ainsi les soies et l'épiderme. Au lieu de l'échaudage, on emploie assez souvent le flambage ; le cadavre, placé sur un établi ou non, on brûle les soies et on ramollit l'épiderme au moyen de torches de paille qu'on promène partout, puis on racle comme après l'échaudage ; parfois on opère le flambage au moyen d'appareils à gaz ou à alcool. Par le flambage on a souvent une viande moins propre extérieurement, mais plus ferme et de plus sûre conservation. Après avoir ainsi nettoyé extérieurement le cadavre du porc, on l'ouvre, on en extrait les viscères, et on le dépèce.

Les chèvres, les moutons et les veaux sont généralement insufflés, ensuite dépouillés, ouverts, éviscérés, divisés ou laissés entiers pour être transportés à l'étal. Les animaux solipèdes et les grands ruminants sont traités de même ; cependant l'insufflation n'est guère employée pour le bœuf en bon état de chair. Cette pratique a pour but de faciliter l'enlèvement de la peau ; elle peut donner momentanément à des viandes inférieures une apparence trompeuse ; elle n'offre d'ailleurs pas d'autres avantages, et elle peut nuire, dans une certaine mesure, à la conservation de la viande, en favorisant sa décomposition par suite de l'introduction de germes aériens dans les tissus.

III. — Animaux morts d'accidents ou de maladies.

L'article 27 de la loi du 21 juin 1898 défend de livrer à la consommation la chair des animaux morts d'une maladie quelle qu'elle soit. Quand le vétérinaire sera appelé à se prononcer sur l'utilisation ou la non-utilisation d'animaux, morts de maladies ou d'accidents, présentés à l'abattoir à l'état de cadavres, il devra adopter la ligne de conduite suivante. Il refusera toujours de laisser utiliser les cadavres d'animaux morts d'une maladie quelconque, bien que la saignée ait été pratiquée au moment de la mort ou aussitôt après ; la viande provenant d'animaux morts de maladie est malsaine et peut être dangereuse ; elle est imprégnée de substances médicamenteuses et de produits de désassimilation ou de sécrétion microbienne engendrés pendant la maladie ; elle est altérée, reste saigneuse, infiltrée, livide et se décompose rapidement. En présence d'un cadavre refroidi, et non saigné, le vétérinaire inspecteur n'aura même pas à se préoccuper de rechercher la cause de la mort ; il devra toujours refuser d'accepter une pareille viande à l'abattoir et chez les bouchers, peu importe que la mort soit la conséquence d'une maladie ou le résultat d'un accident.

Quand le cadavre lui sera présenté saigné, et éventré ou non, le vétérinaire inspecteur s'enquerra des causes et circonstances de la mort ou des motifs pour lesquels l'animal ne lui a pas été présenté vivant, sans ajouter grand crédit aux allégations fournies souvent en vue de le dérouter ; il examinera attentivement le cadavre, et, au besoin, il le laissera travailler, afin de mieux s'éclairer par l'examen de la viande et des organes. Il pourra se trouver dans l'une ou l'autre des hypothèses suivantes : le cadavre sera celui d'un animal qui aura été saigné en cours de maladie, aux approches de la mort, ou après la mort ; ce sera celui d'un animal mort d'un accident et saigné tardivement après la mort ; ou bien enfin ce sera celui d'un animal saigné au moment où un accident allait le faire périr, ou aussitôt après la mort ainsi occasionnée.

Dans la première hypothèse, l'examen extérieur du cadavre permettra souvent de constater des traces d'applications médicamenteuses, des dépilations, des excoriations, des blessures, que l'animal avait pu se faire dans le cours de la maladie, des infiltrations, des œdèmes, du ballonnement, le renversement et l'infiltration de la muqueuse rectale, des spumosités à l'entrée des cavités nasales, etc. ; et, à l'autopsie, l'inspecteur ne conservera plus aucun doute, il se prononcera pour la saisie toutes les fois qu'il rencontrera des lésions de maladie grave, toutes les fois qu'il observera les caractères des viandes saigneuses, fiévreuses.

Lorsqu'il s'agira du cadavre d'un animal mort d'accident, saigné tardivement et non éventré, l'inspecteur devra en empêcher l'utilisation, car la viande non saignée ou mal saignée se conserve mal, et le ballonnement se produit vite quand le cadavre n'a pas été ouvert assez tôt. Ainsi, l'inspecteur s'opposera à la mise en vente des viandes provenant d'animaux morts d'accidents, étranglés, noyés, assommés, étouffés, écrasés, foudroyés, etc., quand la saignée aura été pratiquée trop tard, quand le cadavre aura eu le temps de se ballonner, quand les chairs seront saigneuses. Il devra également refuser les viandes d'animaux morts d'accidents, bien que la saignée et l'éventration aient été pratiquées aussitôt après la mort, toutes les fois qu'elles seront manifestement saigneuses, sauf à laisser au propriétaire la liberté de les utiliser pour son propre compte quand cela sera possible. Il devra empêcher la mise en vente des viandes d'animaux morts de surmenage, ou d'indigestion gazeuse, ainsi que de celles d'animaux surmenés ou météorisés saignés aux derniers moments de la vie, toutes les fois qu'elles seront altérées, saigneuses, etc.

Quand il s'agira du cadavre d'un animal saigné au moment où un accident allait le faire périr, ou aussitôt après la mort, et quand on aura eu la précaution de l'éventrer à temps, l'inspecteur pourra laisser utiliser la viande et la laisser mettre en vente, lorsque l'examen extérieur du cadavre ne lui révélera que des traces d'accident récent, et lorsque l'autopsie permettra de constater l'absence de lésions graves ainsi que l'absence des caractères des viandes fiévreuses, saigneuses, etc. Ainsi, et dans ces conditions, pourront être utilisés, pour la vente, les cadavres d'animaux étranglés (traces du lien autour du cou), assommés (contusions, fractures) dans une chute ou autrement, foudroyés (traces de brûlures ou non), noyés (spumosités dans les voies respiratoires), écrasés et étouffés (contusions, etc.), etc. pourvu que la saignée ait été pratiquée assez tôt, pourvu que l'*habillage* ait suivi de près, pourvu que la viande ne soit pas saigneuse, etc.

CHAPITRE III

**MÉTHODE D'INSPECTION (VIANDES TRAVAIL-
LÉES A L'ABATTOIR. VIANDES FORAINES.
VIANDES CONSERVÉES). ESTAMPILLAGE.
VIANDES SAISIES. IDENTITÉ DES ANIMAUX
SAISIS. RESPONSABILITÉ DES INSPECTEURS.**

Méthode d'inspection.

Le vétérinaire inspecteur s'assurera de la bonne
tenue de l'abattoir et des tueries placées sous sa
surveillance, ainsi que de leurs dépendances, pour
en référer à l'administration toutes les fois qu'il le
jugera utile. Il exercera pareillement sa surveillance
sur le personnel employé ; il veillera à ce que les
animaux soient transportés ou conduits avec dou-
ceur à l'abattoir et aux halles d'abatage ; il s'atta-
chera à faire cesser les habitudes brutales des con-
ducteurs et des bouchers, qui infligent souvent,
d'une manière abusive, des mauvais traitements aux
animaux ; il emploiera à cet effet la persuasion, en
démontrant aux intéressés que les coups laissent
souvent des ecchymoses, qui nuisent à l'aspect de
la viande, que certains modes de fixation et de
transport peuvent s'accompagner de lésions, qui
déprécient plus ou moins la viande ; et il demandera,
le cas échéant, qu'il leur soit fait application de la
loi du 2 juillet 1850, qui punit ceux qui infligent des
mauvais traitements abusifs aux animaux.

L'inspection des viandes de boucherie, au point de vue de la détermination de leur insalubrité, doit porter : sur celles qui sont préparées à l'abattoir ou dans les tueries de la localité ; sur celles qui sont importées du dehors, fraîches ou conservées ; sur celles qui sont détenues dans les magasins, étaux, dépôts, etc.

I. — Inspection à l'abattoir et dans les tueries.

Les animaux devraient être visités avant l'abatage ; en tout cas ils doivent être inspectés avec soin après l'abatage. Quelle que soit l'espèce des animaux, mais surtout quand il s'agit du cheval et du bœuf, l'inspecteur devrait assister à certaines opérarations de l'habillage, notamment à l'ouverture des cavités thoracique et abdominale, afin de s'assurer de l'état des viscères, qu'elles renferment, et des séreuses, qui les tapissent. Il est de la plus grande importance qu'il ne laisse rien détourner, qu'il assiste à l'ouverture du cadavre, qu'il inspecte attentivement les viscères et les séreuses pleurale et péritonéale, qu'il examine la viande après l'enlèvement de la peau, alors que le cadavre est suspendu et divisé ou non en moitiés ou en quartiers. Que si l'inspecteur se trouve dans l'impossibilité d'assister à l'ouverture de tous les cadavres, il devra exiger que les bouchers conservent intacts, jusqu'au moment de sa visite, tous les viscères et les portions de plèvre qu'ils ont parfois l'habitude d'enlever. Il prendra les précautions qu'il jugera bonnes pour éviter la substitution, qui pourrait être faite par les bouchers, qui ont reconnu tel ou tel viscère malade. Une fois la peau enlevée, l'inspecteur constatera aisément l'état de graisse de la viande et les altérations qu'elle présente ; à l'ouverture des cavités splanchniques, il reconnaîtra facilement l'existence des lésions diverses, qui pourront se présenter sur les séreuses ou sur les viscères, telles que lésions inflammatoires, exsudatives, prolifératives, tuberculeuses, purulentes, congestionnelles, apoplectiques, hypertrophiques, parasitaires, purulentes, hémorragiques, etc.

L'examen des cadavres doit toujours être fait avec soin et comporte les indications suivantes : une fois la peau enlevée, constater l'état du tissu conjonctif, de la graisse, des muscles, des os et des articulations ; constater les ecchymoses, plus ou moins étendues et plus ou moins foncées, les meurtrissures et cassures provenant de chocs, de heurts, de coups reçus par les animaux ; constater les modifications de couleur, de consistance et d'odeur, que peuvent présenter parfois la graisse et les muscles ; constater l'existence des lésions traumatiques plus ou moins graves et plus ou moins anciennes, l'infiltration du tissu conjonctif, l'existence de tumeurs sanguines, d'abcès, de tumeurs spécifiques diverses, etc., pour décider, d'après la nature des lésions, et selon les règles de l'inspection, s'il y a lieu ou non de pratiquer des saisies partielles ou totales ; inspecter la région de l'ombilic chez les veaux ; chez les chevaux gris ou blancs, faire séparer les épaules du tronc, pour s'assurer s'il y a de la mélanose ; examiner la face interne des cuisses des animaux fiévreux surmenés, etc. ; apprécier l'état des ganglions en général ; inspecter les ganglions du tronc et des membres en cas de tuberculose ; apprécier l'état du sang ; inspecter la tête, les ganglions pharyngiens et cervicaux, la bouche, la langue ; inspecter les muqueuses pituitaire, laryngienne, trachéale, et les ganglions sous-glossiens chez les solipèdes ; inspecter les plèvres, le médiastin, le poumon, les ganglions bronchiques et médiastinaux, le péricarde, le cœur ; inspecter le péritoine, le diaphragme, l'épiploon, le mésentère, l'estomac, les intestins, le foie, la rate, les ganglions hépatiques, mésentériques, sous-lombaires, pelviens, les reins, la vessie, l'utérus, la mamelle et ses ganglions ; inspecter les centres nerveux, en cas de tournis ; inspecter les muscles du porc au point de vue de la recherche de la trichine (Voy. *Trichine* et *Trichinoscopie*) ; inspecter le cœur et certains muscles, chez les porcs et les bœufs, au point de vue de la recherche de la ladrerie (Voy. *Ladrerie*).

Dans certains cas (ictère, maigreur, fièvre), il conviendra, avant de prendre une décision définitive, de laisser la viande se refroidir et d'attendre au lendemain. En tout cas, on ne laissera sortir aucune viande qui n'ait été préalablement visitée, reconnue saine et estampillée par l'inspecteur ou ses subordonnés ; et l'on veillera à ce que les véhicules utilisés pour l'enlèvement des viandes de l'abattoir soient tenus proprement.

II. — Inspection des viandes importées.

Les viandes importées sont introduites à l'état de viandes fraîches ou à l'état de viandes conservées ; et elles sont importées de l'étranger en France ou de localités françaises dans d'autres localités françaises.

1º IMPORTATION DES VIANDES DE L'ÉTRANGER EN FRANCE.

L'importation des viandes de l'Étranger en France est réglementée par notre législation sanitaire (loi du 5 avril 1887 ; loi du 24 juin 1889 ; décret du 26 mai 1888 ; loi du 12 janvier 1892 ; instructions ministérielles du 26 janvier 1892 ; décrets du 4 décembre 1891). Les viandes fraîches, abattues avant leur entrée en France, sont inspectées à la frontière et au lieu de leur consommation. Le décret du 26 mai 1888, portant règlement d'administration publique relativement à l'entrée en France des viandes fraîches importées de l'étranger, décide : que l'entrée en France des viandes fraîches importées de l'étranger ne pourra avoir lieu que par les bureaux de douane de la frontière... désignés par décret... ; que l'inspection sanitaire... sera faite dans les bureaux de douane, ainsi désignés, par les vétérinaires du service d'inspection du bétail vivant importé en France, et, à défaut de ces derniers, par des vétérinaires inspecteurs spéciaux ; que, dans les bureaux de douane des villes de l'intérieur, où il existera un service municipal d'inspection de la boucherie, l'inspection sera confiée aux agents de ce service; que les jours et heures d'admission des viandes seront réglés par arrêtés préfectoraux, approuvés par le ministre de l'Agriculture; que cette admission aura lieu tous les jours dans les villes de l'intérieur pourvues d'un bureau de douane; que les importateurs des viandes des espèces bovine et porcine devront présenter des animaux complets, soit entiers, soit découpés par moitiés ou par quartiers, suivant les usages courants de la boucherie; que les différents morceaux devront se juxtaposer exactement entre eux, avec le poumon adhérant naturellement; que les parois internes de la poitrine et de l'abdomen ne devront porter aucune trace de raclage ou de grattage; que toutefois les morceaux de choix de l'espèce bovine (filets et aloyaux) pourront être admis à l'état de pièces isolées. Quant aux viandes fraîches de mouton, la loi du 12 janvier 1892 décide qu'elles ne peuvent être importées que découpées par quartiers, la fressure adhérant à l'un des quartiers de devant. On doit donc repousser les viandes de bovins, de porcins et d'ovins, qui ne seraient pas présentées dans les conditions exigées. Aucun morceau détaché, aucun animal, aucune carcasse de mouton dont les quatre quartiers ne seraient pas présentés ne sauraient être admis. Par *fressure*, on entend les poumons, le cœur et le foie, qui ne doivent pas avoir été séparés, et qui doivent adhérer à un quartier de devant. Les vétérinaires inspecteurs doivent examiner ces viscères et chacun des quartiers.

Le décret du 4 décembre 1891, qui réglemente

l'importation des viandes de porc salées, originaires des États-Unis d'Amérique, décide : que, avant tout déchargement de la marchandise, les importateurs devront produire, pour chaque expédition, un certificat délivré par l'inspecteur du département de l'agriculture préposé par le gouvernement des États-Unis à la surveillance de l'établissement dans lequel les animaux ont été abattus, et où leurs viandes ont été préparées, constatant que lesdites viandes proviennent d'animaux sains, en parfait état de santé, et sont propres à la consommation ; que les caisses contenant ces viandes devront porter le timbre de l'inspecteur officiel, qui a procédé à l'examen sanitaire desdites viandes ; que l'entrée en France sera refusée à tout chargement qui ne remplirait pas ces conditions ; que, après leur déchargement, ces viandes seront soumises à des inspecteurs sanitaires désignés par le ministre de l'Agriculture et chargés de s'assurer de leur bon état sanitaire et de leur salaison complète ; que toute viande reconnue impropre à la consommation sera détruite en présence de ces inspecteurs sanitaires.

L'importation des viandes étrangères exige souvent la mise en œuvre d'un des divers procédés employés pour assurer leur conservation. Les principaux *procédés de conservation* consistent dans la stérilisation, dans la salaison, la dessiccation, le fumage, la congélation, la réfrigération.

A. **Viandes conservées par la stérilisation. Préparation des conserves de viandes.** — La préparation des *conserves de viandes* offre un intérêt considérable, surtout au point de vue des approvisionnements et de l'alimentation des armées. On peut *conserver* les viandes, de même que bien d'autres denrées alimentaires, en les chauffant (procédé Appert plus ou moins modifié) à 100° ou au delà dans des boîtes, qui sont placées dans un bain-marie, et scellées après élimination de l'air.

Actuellement on utilise dans l'armée des *conserves* de viande de bœuf préparées de la manière suivante : désossage de la viande après refroidissement complet et avant toute avarie, enlèvement des masses graisseuses, des aponévroses, tendons et cartilages ; découpage de la viande en morceaux de 400 à 500 grammes, qui sont placés sur des plateaux métalliques percés de nombreux trous, pour être cuits pendant une heure environ à l'autoclave sous l'action de la vapeur à 115° ; après cuisson, dégraissage du bouillon, qui est clarifié par décantation et concentré ensuite dans un appareil spécial jusqu'à enlèvement de 70 p. 100 de son eau ; nouvel épluchage de la viande après refroidissement pour la débarrasser des restes de tendons, ligaments, aponévroses, masses graisseuses ; garniture des boîtes avec 800 grammes de viande et 200 grammes de bouillon concentré, de graisse fondue et de gélatine provenant de la cuisson à part des parties tendineuses, ligamenteuses, aponévrotiques, séparées de la viande crue ; fermeture des boîtes ainsi garnies par une soudure convenable ou mieux par sertissage au moyen d'une machine spéciale ; vérification de la fermeture par immersion des boîtes durant un quart d'heure dans l'eau bouillante, et élimination de celles qui, étant mal fermées, dégagent des bulles gazeuses ; stérilisation des boîtes éprouvées par un chauffage de deux heures à l'autoclave à 118°-120°; après refroidissement, élimination des boîtes dont le fond et le couvercle restent bombés, et peinture des autres.

Le fabricant utilise, au mieux de ses intérêts, le sang, les viscères, les peaux, les têtes, les pieds, les jambes, les jarrets, les graisses et les os, qui ne doivent pas entrer dans la confection des conserves, ainsi que les viandes non acceptées et les morceaux de choix (filets et aloyaux). Le rendement des bovidés dans la fabrication des conserves, faite comme il vient d'être dit, varie suivant la race, l'âge, la conformation et l'état de chair ou de graisse des animaux. Sont les moins avantageux, les animaux à forte ossature, non adultes, gras, à muscles persillés. Ce sont les animaux de deuxième choix, qui sont en chair sans être gras, qui sont les plus avantageux pour les fabricants. Au désossage et à l'épluchage, la viande des quartiers perd 20 à 25 p. 100; la viande désossée et épluchée perd 45 à 52 p. 100 à la cuisson ; il faut en moyenne, dans les conditions précitées, deux kilogrammes de viande désossée pour obtenir une boîte de 800 grammes de viande et 200 grammes de bouillon.

Des accidents ont été maintes fois produits par les conserves de viande. On a accusé le vieillissement, et on a pensé que les boîtes devaient être utilisées dans les quatre années qui suivent leur préparation. Mais, quand la fabrication a été convenablement faite, avec des viandes saines et salubres, le vieillissement, même de dix ans, n'a pas provoqué la formation de substances dangereuses. Les accidents produits par les conserves de viande en boîte peuvent tenir à diverses causes : à la présence du plomb dans les soudures; à la présence de poisons organiques, contenus originairement dans les viandes employées (animaux surmenés ou malades de certaines affections), ou produits en cours de fabrication (avarie, putréfaction), ou produits après une stérilisation mal faite. D'où la nécessité de proscrire l'étain plombifère pour les soudures, et celle d'assurer l'inspection des viandes employées ainsi que la vérification des boîtes livrées à la consommation et la propreté dans la fabrication. Les animaux utilisés doivent être soumis vivants à une visite sanitaire; on exigera que ceux qui présentent un degré quelconque de surmenage soient laissés au repos un temps suffisant ; on refusera les animaux trop jeunes, ceux qui sont trop maigres et ceux qui sont atteints de maladies ou d'accidents propres à rendre la viande insalubre; on exigera que l'habillage soit fait sans insufflation; et, à l'examen du cadavre, on refusera les viandes trop maigres, hydrohémiques, fiévreuses, tuberculeuses... insalubres. On assurera la propreté dans les diverses opérations de la fabrication ; on fera prendre les précautions nécessaires pour éviter l'altération de la viande pendant les phases de la fabrication. On s'assurera que les boîtes sont bien fermées et suffisamment stérilisées ; on éliminera celles dont le couvercle et le fond sont bombés ; on s'assurera, en ouvrant quelques boîtes, prises çà et là dans le stock, qu'elles ne sont pas avariées, qu'elles ont bon goût et une odeur agréable, qu'elles ont bonne apparence ; et, en outre, le cas échéant, on pourra inoculer des extraits à des animaux, à des cobayes, pour s'assurer qu'ils ne sont pas toxiques.

Dans divers pays on fabrique des *extraits de viande* plus ou moins nutritifs, qui doivent être saisis quand ils sont avariés.

L'*enrobage* avec la gélatine ou avec les corps gras, l'huile, le beurre, la graisse, est quelquefois employé pour conserver des morceaux de viande ou de gibier, qui sont ainsi préservés du contact de l'air.

On prépare quelquefois des poudres de viande, en desséchant des muscles à l'aide de la chaleur artificielle, et en les broyant ensuite.

Dans divers pays on dessèche au soleil la viande de bœuf préalablement découpée en lanières; dans d'autres, la viande de bœuf, de chèvre..., après avoir été découpée et salée pendant un certain laps de temps, est ensuite desséchée au soleil.

B. Viandes conservées par la salaison et le fumage.

— La salaison et le fumage sont deux procédés fréquemment employés, surtout pour la conservation de la viande de porc et des produits de la charcuterie.

La *salaison*, procédé qui est à la portée de tout le monde, est d'une application aisée et économique; elle convient pour la conservation de toutes sortes de viandes, et elle est employée sur une très vaste échelle, surtout pour les poissons et les viandes de porc. Elle se fait de deux façons, par saupoudrage ou par immersion. Pour la salaison par saupoudrage, on emploie du sel marin, plus ou moins grossièrement pulvérisé, à la dose de 20 à 25 parties pour 100 parties de viande (20 parties de sel pour

100 parties de viande) ; on y ajoute parfois du sal-
pêtre, à raison de 10 grammes par kilogramme de
sel, pour conserver à la viande une coloration rosée ;
on saupoudre et on recouvre de sel les lards et les
pièces diverses ; puis, au bout de quelque temps
(une quinzaine de jours), on peut suspendre lesdites
pièces dans un local frais, sec et ventilé, ou les conserver en tas avec le sel. La salaison par immersion
se pratique par l'emploi de la saumure liquide (solution salée provenant de l'action du sel sur la viande,
contenant du sel en dissolution dans l'eau enlevée
à la viande, et renfermant en outre des matières
albuminoïdes ainsi que des phosphates enlevés à la
viande ; ou solution artificielle contenant 15 à
20 kilogrammes de sel marin, plus 50 grammes de
nitrate de potasse pour 100 litres d'eau). La saumure liquide s'altère quand elle a servi pour une
trop grande quantité de viande ; la proportion de
sel y diminue et les matières albuminoïdes y aug-
mentent ; elle prend une odeur désagréable, devient
alcaline et trouble, se peuple de microbes, devient
toxique et impropre à assurer la conservation des
viandes. La salaison convenablement faite conserve
bien les viandes, mais elle en modifie la composition
et le goût, les rend moins agréables, moins alibiles,
plus coriaces, plus indigestes ; elle rend cependant
d'immenses services.

Le *fumage*, employé dans divers pays pour
assurer la conservation de certaines viandes (bœuf,
porc, jambons, saucissons, saucisses...), est préférable à la salaison au point de vue alimentaire,
laissant à la viande une saveur agréable, lui enle-
vant de l'eau, mais pas des produits nutritifs. Il con-

siste à exposer les viandes un temps convenable à l'action de la fumée chaude ou froide, obtenue par la combustion de bois divers (charme, hêtre, chêne, plantes aromatiques, genévrier...), à l'exception cependant des bois résineux. On le fait généralement précéder d'une légère salaison. On pourrait arriver au même résultat et plus rapidement en plongeant les morceaux de viande à fumer dans l'eau de macération de suie de bois résineux. La dessiccation est souvent associée au fumage comme à la salaison.

La salaison et le fumage ne tuant pas à coup sûr les agents pathogènes inclus dans les viandes, il convient de ne soumettre à la conservation par ces procédés que les viandes salubres, et de ne consommer qu'après cuisson les viandes salées ou fumées, qui peuvent être parasitaires ou virulentes.

Les viandes salées ou fumées, convenablement préparées et conservées, sont fermes, sèches, d'odeur agréable, de noisette pour celles qui sont salées, de suie pour celles qui sont fumées, de couleur franche. Il faut toujours vérifier l'état de conservation et de salubrité des viandes salées ou fumées, en constatant leur aspect, leurs caractères physiques, leur fermeté, leur couleur, leur odeur, leur saveur, leur sécheresse, en constatant l'absence d'avarie, leurs propriétés nocives... (toucher, sentir, sonder, inciser, expérimenter...).

Si l'emploi du sel, du nitrate de potasse et de la fumée mérite d'être gardé pour conserver les viandes et autres denrées alimentaires, bien que les viandes conservées (salées ou fumées) soient moins bonnes, moins nutritives et moins digestibles que les viandes fraîches, il n'en est pas de même de l'emploi des agents antiseptiques, tels que l'acide borique, le borate et le biborate de soude, l'acide sulfureux, les sulfites et les bisulfites, le fluorure de sodium, l'acide salicylique et ses combinaisons..., dont l'addition n'est pas innoffensive, et doit être prohibée au lieu d'être tolérée.

C. Viandes conservées par le froid. — Avec les procédés de conservation par stérilisation, par salaison, par fumage, la conservation par le froid mérite une très grande faveur. Le froid conserve la viande en empêchant la pullulation des germes, l'avarie, la putréfaction. Les viandes conservées par le froid peuvent être substituées à la viande fraîchement préparée; elles ont les propriétés des viandes fraîches, et se prêtent aux mêmes préparations culinaires. Elles se rangent en deux catégories : celles qui sont refroidies seulement entre — 1° ou 0° et + 2°, et qui sont maintenues à cette température; et celles qui ont été congelées et sont conservées en état de congélation.

Les viandes conservées par la frigorification, traitées par la réfrigération entre — 1° ou 0° à + 2°, gardent toutes leurs propriétés, leur saveur, leur couleur, leur aspect, leur apparence, et restent fraîches pendant huit à quinze jours. Passé ce délai, elles ne gardent plus toutes leurs propriétés; au bout de cinq à six semaines, elles peuvent être envahies par des moisissures, quand l'air ambiant n'est pas bien sec; elles se sèchent, noircissent et perdent de leur poids quand l'air est sec ; elles subissent d'autre part une fermentation interne, qui les rend moins agréables au goût et moins alibiles.

Le procédé de conservation dans des chambres à réfrigération modérée rend de très grands services, surtout dans les agglomérations et pendant la saison chaude, et pour les voyages par terre ou par mer qui n'excèdent pas huit à dix jours.

Dans beaucoup de pays, il existe des établissements frigorifiques, annexés aux abattoirs, en vue de la conservation de la viande à court terme ; et il est à désirer que tous les abattoirs de quelque importance aient un entrepôt frigorifique, avec cases où les viandes fraîchement préparées pourront être conservées quelques jours. Les viandes frigorifiées peuvent être transportées et colportées... ; mais, quand il s'agit de longs trajets maritimes, lorsque les viandes doivent être emmagasinées pendant des mois, mises en réserve en temps de guerre ou de disette, si l'on veut leur conserver leurs qualités, leur poids et leur apparence, il faut les traiter par le procédé de la congélation.

C'est grâce à l'industrie de la congélation que les pays transocéaniques (Amérique du Sud, Australie, Nouvelle-Zélande, etc.) fournissent en grande partie à l'Europe le supplément de viande, qui lui est nécessaire. La congélation est opérée à la température de — 10° à — 12° ; et, une fois congelées, les viandes sont maintenues congelées à — 5° ; elles peuvent ainsi être transportées plus ou moins loin dans des bâtiments, dans des wagons, tout en conservant leurs qualités. Les viandes congelées, importées en Europe, et venant de l'Amérique du Sud, de l'Australie, de la Nouvelle-Zélande, arrivent dans des bâtiments, et sont ensuite transportées dans des wagons contenant de la glace, dans des wagons réfrigérants. La viande congelée prend superficiellement une teinte sombre, devient dure à couper à la scie. Elle est bonne et alibile ; elle a conservé ses qualités nutritives ; elle se prête aux mêmes préparations culinaires que la viande fraîche : elle est peut-être un peu moins agréable au goût que la viande fraîche, mais elle ne répugne pas au consommateur ; après six mois et plus, elle reprend, lorsqu'on la laisse décongeler lentement à l'air, l'aspect rouge vif et l'élasticité. Mais une fois décongelée, elle doit être utilisée rapidement ; elle ne supporte pas un long séjour à l'étalage ; elle s'altère, s'avarie rapidement à l'air, surtout quand la température est élevée, elle prend une teinte lavée, grisâtre, et devient peu appétissante ; la graisse devient terne, puis jaunâtre, verdâtre. La saisie s'impose, quand l'avarie est avancée, quand la viande exhale une odeur de *relent* et se couvre de moisissures, quand elle est altérée profondément. Il faut saisir aussi les viandes qui se sont dégelées en cours de route, et celles qui, s'étant dégelées, ont été congelées à nouveau ; elles ont l'aspect des viandes macérées, et ont perdu de leur valeur nutritive. En résumé, la viande congelée, quoique bonne, alibile et savoureuse, est inférieure à la viande fraîche et à la viande simplement frigorifiée ; en se décongelant, elle perd une partie des substances extractives, qui lui donnent sa saveur, elle laisse échapper son jus et perd de ses principes nutritifs ; une fois dégelée, elle devient plus molle, saltère, s'avarie et se décompose plus rapidement que la viande fraîche. La viande, qui a été congelée, étant placée dans l'eau, la colore plus rapidement et d'une façon plus intense que la viande fraiche; et l'examen microscopique permet de reconnaitre qu'une viande a été congelée, l'examen du suc faisant voir les globules rouges pâles, décolorés et déformés, alors qu'ils sont arrondis et colorés dans la viande fraiche.

La conservation des viandes par le froid est assurée dans une certaine mesure par beaucoup de bouchers, qui utilisent la glace pendant l'été. Les procédés de réfrigération et de congélation sont employés en grand dans les centres frigorifiques. Les wagons peuvent être rendus réfrigérants par l'emploi de la glace, et servir non seulement au transport des viandes, mais encore à celui du poisson frais et autres denrées. La conservation par la réfrigération, et surtout par la congélation, permet l'introduction des viandes fraîches, que certains pays ne produisent pas en assez grande quantité pour leurs besoins (Angleterre, France...). La réfrigération ne tuant ni les parasites ni les microbes, et la congélation, qui peut tuer certains parasites, respectant les germes charbonneux, tuberculeux, etc., il y a lieu de soumettre à une inspection sérieuse les viandes frigorifiées et congelées ; et, comme l'inspection sommaire, faite aux ports d'importation, ou aux bureaux de douane, en vue de constater leur état de conservation et l'absence d'avarie, ne peut donner qu'une sécurité relative, il serait bon d'exiger qu'elles soient accompagnées d'un certificat d'origine et de salubrité, attestant qu'une inspection vétérinaire a été faite avant et après l'abatage au lieu d'origine.

2° Viandes foraines.

L'inspection des viandes et des issues, au point de vue de leur salubrité, doit porter non seulement sur celles qui ont été préparées à l'abattoir ou dans les tueries de la localité, non seulement sur celles qui sont importées de l'Étranger, après avoir été soumises à un procédé de conservation, mais encore sur celles que l'on désigne communément sous le nom de *viandes foraines*, qui proviennent d'animaux tués en dehors de la localité, qui ont été préparées dans des localités plus ou moins éloignées, et qui sont importées à l'état frais pour être vendues au public dans les halles et marchés, ou dans les étaux des bouchers, ou même sur la voie publique, par des individus qui se chargent de les colporter.

L'introduction des viandes préparées au dehors, fraîches ou conservées, offre des avantages, quand on l'envisage au point de vue économique; elle rend des services à la population, en lui fournissant un aliment à meilleur marché. Mais elle offre certains inconvénients et des dangers, quand on se place au point de vue de la salubrité publique; car ces viandes échappent dans une certaine mesure au contrôle véritablement efficace des inspecteurs, qui, privés de renseignements sur les antécédents des animaux et sur l'état des viscères, se trouvent parfois dans l'impossibilité de reconnaître si telles ou telles viandes proviennent d'animaux atteints de quelque maladie grave, et peuvent en laisser utiliser, qu'ils auraient saisies à l'abattoir, où leur examen est plus complet. S'il est vrai que certains bouchers de la campagne envoient à la ville de bons morceaux, dont ils ne trouvent pas toujours le placement parmi leurs clients, il est également vrai qu'on tue, dans les banlieues et les campagnes, où l'inspection ne se fait pas, des viandes tuberculeuses ou autres, qui seraient saisies à l'abattoir, et qui, une fois bien appropriées, seront introduites et vendues en ville.

Quoi qu'il en soit, il y a lieu de tolérer l'introduction des viandes dites *foraines*, sauf à la réglementer de manière à ne pas les laisser échapper à la vérification, et de façon à en rendre l'inspection aussi sérieuse et aussi efficace que possible. D'ailleurs, bien que certaines municipalités aient interdit à diverses époques l'introduction et la mise en vente de viandes autres que celles provenant de l'abattoir communal, ou d'autres abattoirs publics, il y a tout lieu de penser qu'une pareille interdiction constitue un excès de pouvoir, hormis lorsqu'il s'agit de viandes d'animaux solipèdes, dont la prohibition s'impose pour celles préparées en dehors de l'abattoir communal, à cause de l'impossibilité de reconnaître celles qui proviennent de sujets morveux, quand on ne peut pas inspecter les viscères. Il résulte de diverses décisions de la jurisprudence (Cour de cassation ; Conseil d'État) : que, dans les villes, où il existe un abattoir public, les maires ne peuvent pas contraindre les bouchers à abattre dans cet établissement les animaux qu'ils doivent débiter au public ; que le droit, qui appartient aux maires, de prendre des mesures, pour s'assurer de la salubrité des viandes qui sont introduites, ne va pas jusqu'à la prohibition de cette introduction et la défense de mettre en vente des viandes autres que celles provenant de l'abattoir communal ; qu'il est possible d'assurer la salubrité des viandes foraines introduites et mises en vente sans aller jusqu'à leur interdiction ; qu'il y a excès de pouvoir de la part des maires, quand l'arrêté prohibitif est dicté, non par la préoccupation de la salubrité publique, mais par une préoccupation fiscale, par la volonté d'empêcher la libre mise en vente de viandes préparées ailleurs qu'à l'abattoir, afin d'attirer les bouchers audit abattoir ; que l'arrêté, imposant, pour les viandes foraines abattues hors de l'abattoir municipal, certaines conditions en dehors de toute préoccupation de salubrité publique, et pour obliger les bouchers à recourir à l'abattoir communal et à payer les taxes d'abatage, est annulable pour excès de pouvoir ; que les maires peuvent toutefois exiger que les viandes foraines soient accompagnées d'un certificat de salubrité, et introduites dans des conditions, qui permettent d'assurer la sincérité et l'efficacité de l'inspection, à laquelle ils ont le droit de les soumettre.

Si les maires n'ont pas le droit d'interdire purement et simplement l'introduction et la mise en vente des viandes préparées en dehors de l'abattoir de la commune (hormis lorsqu'il s'agit de viandes foraines d'animaux solipèdes), ils ont celui de prescrire et d'imposer toutes les mesures de surveillance et de vérification, qui sont nécessaires pour assurer leur salubrité. La jurisprudence admet : qu'ils ont le droit d'exiger que toutes les viandes introduites dans la ville soient soumises à une inspection sanitaire, et que, dans ce but, elles soient présentées, aux jours et heures fixés, dans des lieux déterminés, tels que halle, marché, abattoir, bureau de l'inspection, où elles pourront être efficacement examinées ; qu'ils ont le droit d'imposer l'estampillage avec un timbre spécial indiquant aux acheteurs qu'il s'agit de viandes foraines (1), d'exiger que les bouchers déposent leurs viandes pour faciliter l'inspection et l'estampillage, d'imposer qu'elles ne soient colportées et mises en vente ailleurs que sur les marchés, quand il s'agit de marchands forains ; qu'ils ont le droit d'exiger que, pour certaines espèces, les carcasses soient présentées entières (animaux ovins et porcins, veaux), et que, pour d'autres (bœufs, taureaux, vaches...), ils peuvent exiger qu'elles soient importées par moitiés ou par quartiers, la face interne des côtes et de l'abdomen non grattée, une portion ou la pluralité des viscères y adhérant ; qu'ils ont le droit d'exiger que les viandes d'animaux solipèdes, préparées ailleurs qu'à l'abattoir régulièrement inspecté, ne puissent jamais être introduites à l'état de viandes foraines ; qu'ils ont enfin le droit d'exiger que les viandes foraines des diverses autres espèces ne soient introduites qu'estampillées par un vétérinaire du lieu d'origine, et accompagnées d'un certificat d'origine, d'identité et de salubrité,

---

(1) Cependant il résulte d'un arrêt du Conseil d'État, du 4 décembre 1903 : que les maires ne peuvent, sans violer les principes de la liberté du commerce et de l'industrie, établir une distinction entre les viandes provenant de l'abattoir public et celles d'animaux abattus dans les tueries particulières, ni édicter certaines dispositions destinées à signaler cette distinction à l'acheteur.

et que de plus elles soient soumises à l'inspection au moment de leur introduction.

Toutefois, en ce qui concerne les viandes déjà visitées et estampillées dans un autre abattoir public, l'arrêté municipal, qui prescrirait que ces viandes ne peuvent être introduites que par carcasses entières, moitiés ou quartiers avec plèvre et péritoine intacts, le poumon adhérant et accompagné de tous les abats, serait entaché d'excès de pouvoir, de pareilles exigences étant alors purement vexatoires et inutiles, et le droit d'inspection pour ces sortes de viandes devant consister seulement à vérifier si elles ne sont pas avariées. Mais, si les viandes, quoique estampillées, proviennent de tueries non inspectées régulièrement, il n'y a pas excès de pouvoir à exiger qu'elles soient soumises à une inspection sérieuse et sévère. Enfin, l'autorité municipale commettrait un excès de pouvoir, si elle défendait aux bouchers de la ville de s'approvisionner en viandes foraines. Il résulte enfin des décisions de la jurisprudence : qu'aucun texte de loi ne donne aux maires le droit d'imposer une taxe d'abatage pour les viandes abattues en dehors de l'abattoir communal, ni même une taxe à titre d'indemnité de visite....

En résumé, trois systèmes sont possibles et reçoivent application. Dans certaines villes (Paris, et jadis Lyon), on laisse introduire librement, sans recourir à aucune précaution autre que la visite sanitaire, les viandes de bœuf, de vache, de taureau, de veau, de mouton, d'agneau, de chèvre, de chevreau et de porc, préparées au dehors, privées de tout viscère, divisées en moitiés, quartiers, ou en morceaux, non estampillées au lieu d'origine; à leur entrée, ces viandes sont pesées à l'octroi, qui délivre un bulletin avec lequel elles sont présentées à l'inspection. Dans quelques localités, on exige que les viandes foraines soient introduites par carcasses entières, par moitiés ou par quartiers entiers, les viscères, la fressure, le poumon attenant. Avec ce système on empêche l'introduction des morceaux de choix, qui n'ont pas trouvé acheteur à la campagne, et on favorise l'avarie par la présence des viscères sans avoir une garantie certaine; car les importateurs ont le soin de ne pas laisser la portion de viscères, qui pourrait mettre l'inspecteur sur la voie de la vérité, ou de ne pas présenter le quartier auquel adhère l'organe malade; pour que ce système donnât une réelle sécurité, il faudrait que les viandes fussent introduites par cadavres entiers, ou divisés en moitiés ou en quartiers se juxtaposant exactement avec viscères adhérents, et de la sorte l'introduction serait souvent rendue impossible. Le système le plus sûr, adopté par certaines villes (Lyon...) est celui qui consiste à exiger que les viandes, introduites par carcasses entières, par moitiés de cadavre, par quartiers ou par morceaux, soient estampillées par un vétérinaire du lieu de provenance (vétérinaire chargé de l'inspection des tueries, vétérinaire sanitaire de la circonscription...), et accompagnées d'un certificat d'origine, d'identité et de salubrité délivré par ce vétérinaire, qui reproduit l'estampille sur ledit certificat, indique les nom, prénoms, domicile du propriétaire, certifie qu'il a visité l'animal vivant, a assisté à l'autopsie et à reconnu la salubrité de la viande. L'application de ce système, qui est d'ailleurs combiné avec le premier, les viandes quoique estampillées devant être inspectées à leur entrée, ne fut-ce que pour vérifier si elles ne sont pas avariées, ne va pas sans se heurter à de sérieuses difficultés. Le vétérinaire peut se trouver éloigné, trop éloigné pour arriver à temps et voir abattre un animal sur le point de mourir d'un accident, qui ne rend pas la viande inutilisable ; d'ailleurs, des vétérinaires très consciencieux peuvent parfois délivrer des certificats de salubrité malgré l'existence de certaines affections plus ou moins graves, car on est loin de s'accorder sur les maladies ou degrés de maladies qui rendent la viande insalubre, inutilisable ; d'autre part, il est à craindre (comme cela s'est vu) que des certificats soient délivrés parfois par pure complaisance ou sans un examen convenable.

En tout cas, quel que soit le système adopté, les importateurs devront se munir d'une autorisation de l'administration ; ils devront introduire leur marchandise, enveloppée dans des linges propres, par une des barrières ou avenues de perception de l'octroi, qui y mettra son timbre et consignera sur le bulletin, qu'il délivrera, l'origine et le poids de la viande introduite ; ils conduiront, sans en distraire aucun morceau, la viande introduite au lieu (halle, abattoir, etc.) fixé pour l'inspection.

Le vétérinaire, chargé de l'examen des viandes foraines, devra se montrer très prudent, très avisé, très circonspect, très minutieux et très sévère. Il examinera chaque morceau de viande avec le plus grand soin, au point de vue de son état de conservation et de son état de salubrité ou d'insalubrité originaire. Il appréciera sa couleur, son odeur, son aspect, sa fermeté ; il fera des explorations (incisions, sondages, dissections), fouillera dans les interstices des muscles, recherchera et examinera les ganglions, pratiquera des incisions à travers les muscles, recherchera les lésions (ecchymoses, infiltrations...), qu'on rencontre le plus souvent dans la chair, et en déterminera la nature, en se servant du microscope, etc. Quand il soupçonnera, sans pouvoir l'affirmer, que la viande provient d'un animal atteint d'une affection grave, il devra non pas s'abstenir, mais saisir. Toutefois, lorsque la viande présentera toutes les apparences de la salubrité, il devra s'abstenir de faire des délabrements inutiles.

III. — Estampillage des viandes préparées à l'abattoir et des viandes foraines.

Il est indispensable que les viandes inspectées et reconnues propres à la consommation soient marquées, timbrées, *estampillées* ; « la marque des viandes rend facile et efficace la mission de l'inspecteur, en même temps qu'elle offre aux consommateurs des garanties à la fois sérieuses et visibles ». Elle a peut-être l'inconvénient de pouvoir être facilement et frauduleusement imitée. Une empreinte sur chaque cadavre, sur chaque moitié, sur chaque quartier ou fragment de quartier, voilà ce qui est généralement adopté et pratiqué. L'empreinte est faite avec un timbre métallique ou un timbre en bois ou en caoutchouc, portant gravées telles ou

telles indications.... La matière colorante employée
varie avec les abattoirs et les localités; là on
emploie une encre noire (encre grasse faite avec du
noir de fumée délayé dans de l'huile de lin, encre
d'imprimerie...); ailleurs on se sert de solutions
rouges ou bleues, préparées en diluant des solutions
alcooliques de couleurs d'aniline (éosine, safra-
nine...).

IV. — Viandes saisies. Contre-expertises. Identité des animaux saisis.

Les viandes saisies peuvent quelquefois (tuberculose, ladrerie...) être utilisées pour la consommation, après stérilisation ou salaison. En général,
les viandes saisies comme insalubres sont dénaturées
d'une façon quelconque, puis enfouies, détruites,
livrées à l'équarrissage... On verra plus loin les
principaux cas dans lesquels les viandes peuvent ou
doivent être saisies et détruites.

Le propriétaire d'une viande quelconque saisie
par l'inspecteur a le droit de protester; et le
vétérinaire inspecteur outrepasserait son droit s'il
faisait immédiatement dénaturer et détruire, enfouir
ou livrer à l'équarrissage, une viande par lui saisie,
alors que le propriétaire a déclaré ne pas adhérer
et vouloir faire procéder à une autre vérification, et
alors qu'il n'y a pas urgence à procéder à la
destruction. Dans ces cas, le vétérinaire inspecteur
a le devoir de conserver la viande pour la soumettre
à l'appréciation des contre-experts; mais il n'est tenu
d'accepter la contre-expertise qu'autant que el

plaignant l'a provoquée judiciairement ; et il peut refuser d'acquiescer aux avis donnés par des vétérinaires agissant à la simple requête du plaignant. Le délai pendant lequel la viande doit être conservée ne doit pas aller au delà du temps qui entraîne la corruption ; c'est au plaignant à faire diligence pour provoquer la nomination d'experts. Les saisis ne peuvent d'ailleurs agir contre la municipalité qu'autant qu'ils ont fait constater par une expertise judiciaire l'erreur ou l'excès de sévérité commis par le vétérinaire inspecteur.

Quand il s'agit de saisies pratiquées aux abattoirs, les animaux doivent être conservés un certain temps, avec la peau adhérente à la tête, s'il y a lieu, pour permettre aux vendeurs garants de reconnaître leur identité. Lorsqu'il s'agit de maladies contagieuses, l'origine des animaux doit être établie...

V. — Responsabilité des inspecteurs.

Les erreurs des inspecteurs, qui sont préjudiciables aux tiers, engagent la responsabilité civile de la commune ; et c'est la juridiction administrative, et non la juridiction civile, qui est compétente pour juger d'une demande en dommages-intérêts, introduite par un boucher contre une municipalité, à l'occasion d'une prétendue faute commise par le vétérinaire inspecteur des viandes. Les erreurs des inspecteurs peuvent engager toutefois leur responsabilité pénale et solidairement leur responsabilité civile dans certains cas et sous certaines conditions,

quand il s'agit d'affections contagieuses, quand, par
défaut d'un examen convenable, ils ont méconnu
le charbon et l'ont de la sorte laissé contracter par
quelque consommateur. D'autre part, le vétérinaire
inspecteur s'exposerait au paiement d'une indemnité au profit du charcutier, en faisant enlever de
suite un porc saisi pour cause de ladrerie, alors
que le règlement municipal réserve au propriétaire
le droit de retirer la graisse et la viande après
cuisson ou dénaturation, et alors que le charcutier
voulait faire reconnaître l'animal par le vendeur.
Le vétérinaire inspecteur, qui opère une saisie, est
tenu, sous peine d'engager sa responsabilité, de
délivrer gratuitement un certificat de saisie.

CHAPITRE IV

ORIGINE DE LA VIANDE. CARACTÈRES DES VIANDES SAINES DES DIVERSES ESPÈCES ANIMALES. QUALITÉS ET CATÉGORIES DES VIANDES.

Le vétérinaire inspecteur doit savoir, non seulement apprécier la salubrité des viandes, mais encore reconnaître leur origine, apprécier leur qualité, et reconnaître si elles proviennent de telle ou telle région du corps, en vue de découvrir les fraudes (vente de la viande de chèvre pour de la viande de mouton, de la viande de cheval pour de la viande de bœuf) et les substitutions (viande de cheval substituée à celle du porc ou du bœuf dans les préparations de la charcuterie). Cela est aisé, d'après la constatation des caractères anatomiques, lorsqu'on est en présence de cadavres entiers, de moitiés de cadavres, de quartiers, de morceaux volumineux avec os, de viscères ; cela est encore possible et même facile, d'après les caractères physico-chimiques (couleur, odeur, consistance, grain du muscle ; couleur, consistance, abondance et répartition de la graisse ; réaction à l'iode, aux sérums spécifiques), quand il s'agit de morceaux encore frais et de quelque volume ; cela devient plus difficile, mais non impossible, dans certains cas, lorsqu'il s'agit de petits morceaux, quand la date de la mort est déjà éloignée, quand la viande a été déjà plus ou moins modifiée par la saumure ou par quelque autre procédé de conservation, quand on est en présence de préparations (saucisson, saucisses...) de charcuterie. Pour les caractères anatomiques, se souvenir de ses connaissances d'anatomie descriptive. Quant aux caractères physico-chimiques, ils sont indiqués ci-après ; les caractères physiques sont surtout appréciables, quand la viande est refroidie et raffermie ; mais ils varient dans une même espèce, suivant la race, l'âge, le sexe, le régime, l'état de chair et d'engraissement, la date de la mort.

I. — Viandes des animaux bovins (bœuf, vache, taureau, génisse, veau) et leurs principaux caractères physiques.

Ces viandes sont toujours reconnues facilement, quand on est en présence de cadavres complets, de moitiés, de quartiers, de morceaux volumineux, de régions, d'os, de viscères ; alors les caractères anatomiques, aidés d'ailleurs par les caractères physiques, suffisent à les faire reconnaître.

1º BŒUF ET VACHE. — On constate les différences suivantes : parties antérieures, cornes, tête, cou, quartiers de devant, membres, ossature, plus forts, toutes choses égales d'ailleurs, chez le bœuf que chez la vache ; traces du cordon testiculaire, pénis (souvent enlevé), traces du corps caverneux, testicules (quelquefois enlevés) plus ou moins atrophiés entourés d'une plus ou moins grande quantité de graisse chez le bœuf ; vestiges des ligaments larges, traces des mamelles à tissu jaunâtre plus ou moins foncé, d'où suintent parfois encore des gouttelettes de lait, bassin plus large, chez la vache. Mais les plus grandes ressemblances existent, entre la viande du bœuf et celle de la vache, au point de vue de leurs caractères physiques et de leur qualité, lorsqu'il s'agit d'animaux de même âge et de même état d'embonpoint. Aussi, à défaut des attributs du sexe et de la tête, il est ordinairement impossible de distinguer la viande du bœuf de celle de la vache, tant se ressemblent les caractères tirés de leur couleur, de leur odeur, de leur grain, de leur graisse, etc.

A. Graisse. — La graisse chez le bœuf et chez la vache est plus ou moins abondante dans le tissu sous-cutané, dans le tissu intermusculaire, dans l'intérieur de certains muscles, dans le tissu périganglionnaire et périglandulaire, au bassin, autour des rognons, etc. La graisse extérieure existe principalement sur les parties supérieures du tronc, dans les régions dorsale et dorso-lombaire, ainsi que sur la croupe ; elle constitue ce qu'on appelle la *couverture* ; elle est plus ou moins épaisse suivant le degré d'engraissement des animaux ; généralement, bien qu'il n'en soit pas toujours ainsi, son abondance est en rapport avec celle de la graisse intérieure et celle de la graisse infiltrée dans le tissu intermusculaire et intramusculaire ; elle est peu abondante et irrégulièrement distribuée sur les animaux non engraissés ; elle peut même faire plus ou moins complètement défaut chez les animaux maigres. La graisse des interstices, celle des reins, du bassin, des épiploons, du mésentère, sont plus ou moins abondantes. La graisse infiltrée dans les muscles est, elle aussi, plus ou moins abondante ; elle forme le *marbré* ou *persillé*, dont il sera question ci-après.

La graisse varie, non seulement par sa quantité, mais encore par sa fermeté et sa couleur, suivant un certain nombre de causes, qui influent plus ou moins sur la qualité de la viande. Elle est généralement ferme et dure après le refroidissement du cadavre ; et sa couleur est blanchâtre ou jaune-beurre frais. Elle est parfois d'un jaune-safran (animaux nourris au pâturage), quelquefois rosée ou jaune plus ou moins foncé, légèrement huileuse et moins ferme (animaux engraissés à l'étable, avec des légumineuses, avec des aliments artificiels, des résidus industriels, des tourteaux). Blanche chez les animaux de certaines races (salers), elle est jaune chez d'autres (bœufs italiens, bœufs africains). La vieillesse et la maladie la modifient ; elle peut prendre une coloration plus ou moins jaunâtre dans certaines maladies du foie ; elle est jaunâtre et peut rester mollasse, humide, huileuse, malgré le refroidissement, sur les animaux vieux, qui ont souffert. Quelquefois celle des interstices épineux des vertèbres, celle du bassin, celle de la face interne des épaules, etc., restent molles, humides, tombent en deliquium. La teinte préférable est la teinte jaune-beurre frais ou blanchâtre, ou jaune-safran.

La graisse infiltrant les muscles, se déposant dans le tissu conjonctif intramusculaire du bœuf et de la vache, on constate, quand on incise transversalement

5.

un muscle, tel que l'ilio-spinal, pris sur un animal gras, ce qu'on appelle le *marbré* ou le *persillé*, c'est-à-dire un pointillé ou un véritable réseau blanchâtre correspondant à la section du tissu infiltré de graisse, et séparant les uns des autres les faisceaux du muscle, qui donnent au fond de la coupe une coloration rouge avec laquelle tranchent les points ou les mailles de tissu graisseux. C'est d'après l'abondance du marbré et du persillé qu'on apprécie le degré d'engraissement des animaux. Mais la valeur de ce caractère est loin d'être absolue ; car le marbré et le persillé varient avec l'âge, la race, le degré d'engraissement, les régions musculaires. Le marbré et le persillé peuvent, en effet, faire défaut jusqu'à un certain âge, chez les individus de certaines races ; ils peuvent être peu marqués chez les sujets engraissés rapidement, malgré l'existence d'une abondante couverture, manquer chez les sujets vieux plus ou moins maigres ; et d'ailleurs il y a bon nombre de muscles dans lesquels on ne les rencontre pas.

B. Viande ou muscle. — La viande de bœuf et de vache adultes et en bon état a une coloration (teinte) rouge vif, sans différences entre le bœuf et la vache de même race, de même âge et de même qualité ; toutefois, la coloration du muscle varie suivant la race, l'âge, les régions du corps, la qualité des sujets, leur état d'anémie ou de maladie. Le muscle des bœufs africains a une teinte un peu cuivrée. Il est plus pâle chez les individus jeunes, et plus foncé chez les sujets âgés, maigres, qui ont travaillé. Les muscles non persillés, ceux des membres, sont plus foncés en couleur que ceux du tronc, plus rouges, d'un rouge brunâtre. La chair est plus pâle chez les sujets anémiques ; et diverses maladies modifient sa teinte, comme on le verra plus loin. Le jus, obtenu par l'expression des muscles, est plus ou moins abondant et de teinte variable. Il est moins abondant et plus foncé chez les animaux vieux et amaigris ; il est plus pâle chez les sujets anémiques ; il est d'un beau rouge vif chez les animaux adultes, qui ne sont pas amaigris.

L'odeur de la bonne viande de bœuf et de vache est agréable, un peu aromatique ; c'est une odeur spéciale, qu'on perçoit surtout en pratiquant une coupe, et qui aide à reconnaître l'origine de la viande fraîche découpée en morceaux. Elle peut être modifiée par certaines maladies et certaines médications, comme on le verra plus loin ; et elle change, devient aigrelette, quand la viande commence à s'altérer, et fétide lorsqu'elle est en voie de décomposition.

La bonne viande de bœuf ou de vache devient ferme après le refroidissement, comme la graisse, et se coupe facilement. Le temps sec et frais accroît et prolonge la fermeté de la viande, tandis que le temps chaud et humide la diminue et en abrège la durée. La viande des animaux malades, amaigris, anémiques, cachectiques, est moins ferme. La viande de bœuf et de vache est plus ou moins tendre, et se cuit plus ou moins vite, suivant l'âge, la race, le degré d'embonpoint, la région du corps, la date de la mort. Une viande, tuée de la veille ou de l'avant-veille, se cuit mieux et est plus tendre que celle du jour. Celle des régions du cou, du bas des membres... celle des animaux vieux, maigres, se cuit moins bien, reste plus dure, est moins savoureuse, moins nutritive.

La saveur de la viande de bœuf et de vache est spéciale, agréable, variable toutefois comme l'odeur.

La viande de bœuf et de vache de bonne qualité se coupe facilement ; elle résiste davantage, quand elle provient d'animaux vieux, maigres, ou de certaines régions. C'est à la coupe qu'on juge de la finesse du *grain*, qui n'est autre chose que cette sorte de mosaïque, visible après l'incision transversale d'un muscle, et formée de polygones plus ou moins fins correspondant à la section des faisceaux musculaires. Le grain varie suivant les races, l'âge, le degré d'embonpoint, les régions, la date de l'émasculation. Il est plus fin chez la vache et chez le bœuf que chez le taureau et le cheval ; il est plus grossier chez le bœuf châtré tard, chez les animaux vieux, dans les muscles de certaines régions, dans ceux des parties antérieures du corps, du cou, des membres.

Chez le bœuf et la vache, les surfaces articulaires sont d'un blanc rosé ; et la moelle des os longs, qui se fige rapidement, quand les animaux ne sont ni maigres, ni malades, est blanchâtre ou jaune-beurre frais, tandis qu'elle est jaunâtre et reste diffluente, gélatiniforme, chez les animaux très maigres, et notamment chez ceux qui sont cachectiques, hydrohémiques.

2° Taureau. — Le taureau, suivant son âge et son état d'embonpoint, donne une viande de boucherie plus ou moins bonne, qui se reconnaît aux caractères suivants : aspect massif, blanc nacré, avec reflet gris légèrement bleuâtre du cadavre et des quartiers ; absence ou faible quantité de graisse de couverture, qui est blanchâtre quand il y en a ; densité plus accusée et coloration blanche du tissu conjonctif ; brièveté et épaisseur du cou et des membres ainsi que des cornes ; épaisseur des quartiers de devant et de la poitrine ; rotondité de la cuisse, qui est rebondie du côté interne ; volume considérable des muscles des membres ; absence du pénis et des testicules, que le boucher s'empresse d'enlever généralement, mais volume considérable du cordon testiculaire, qu'on aperçoit à travers l'ouverture béante du canal inguinal, et traces plus ou moins apparentes du muscle ischio-caverneux, qui est bien développé ; coloration rose foncé des surfaces articulaires ; coloration de la viande variant avec l'âge, viande pâle, lavée, décolorée quand l'animal est jeune, rouge brunâtre plus ou moins foncé quand le taureau a dépassé l'âge de deux à trois ans, et a fait plus ou moins longtemps la saillie ; consistance très accusée, fermeté, densité et dureté du muscle, qui résiste plus sous l'instrument tranchant, et se montre plus difficile à couper, que celui du bœuf ; surface de la coupe rugueuse au toucher ; absence de marbré et de persillé ordinairement, épaisseur considérable des faisceaux musculaires ; grain fort et grossier ; odeur spéciale, plus forte et moins agréable que celle de la viande de bœuf, surtout chez le taureau qui a dépassé l'âge de deux ans et demi ; cuisson plus lente et saveur moins agréable que lorsqu'il s'agit de bœuf ou de vache.

La coloration de la viande de taureau âgé peut se rapprocher plus ou moins de celle de la viande de cheval ; mais le muscle du premier est plus ferme, plus dense, plus dur que celui du second.

Les animaux châtrés tard ou émasculés depuis peu présentent, plus ou moins atténués, les caractères précités. La viande de taureau jeune peut se montrer assez garnie de graisse, et elle est alors de bonne qualité ; mais celle du taureau âgé est inférieure à celle du bœuf et à celle de la vache, qui, à conditions égales de race, d'âge et d'embonpoint, donnent une viande de même qualité, les vieux bœufs épuisés par le travail et les vieilles vaches épuisées par la reproduction et la lactation donnant une viande de qualité inférieure, qui se cuit plus lentement et reste coriace.

Contrairement au taureau, la génisse donne une chair tendre, savoureuse, à odeur agréable, à coloration peu foncée, à graisse blanche, à muscle facile à couper et à grain fin, etc. Il est d'ailleurs facile de reconnaître le cadavre et les quartiers de la génisse à l'absence des caractères reconnus à ceux du taureau, aux attributs du sexe, etc.

3° Veau. — Les caractères de la viande de veau varient avec son âge et le mode d'alimentation. Le veau le meilleur est celui qui a atteint l'âge de quatre à six semaines à deux ou trois mois, et qui a été nourri au lait. Sa viande se reconnaît aux caractères suivants : volume des quartiers, des muscles, des os ; coloration d'un blanc gris ou légèrement rosée du muscle, qui est d'autant plus avivé en couleur qu'il provient d'animaux plus avancés en âge ; odeur fraîche, spéciale, tournant d'autant plus facilement à l'aigre que la viande provient d'animaux plus jeunes ; muscles tendres, faciles à couper, à grain délicat, fin et peu serré, à tissu interfasciculaire lâche et mou, sans marbré ni persillé ; graisse rare ou absente en couverture, plus abondante dans le tissu intermusculaire, dans les interstices, à l'intérieur, dans l'abdomen, au pourtour des rognons, blanche et ferme, rosée ou un peu jaunâtre chez les veaux qui ont dépassé deux ou trois mois ; surfaces articulaires d'un bleu plombé. Chez les veaux plus âgés et chez ceux qui ont été nourris de farineux et d'herbe, le muscle est plus ferme et plus foncé en couleur, moins tendre, moins facile à cuire et moins agréable au goût ; la graisse est blanc rosé ou jaunâtre, et il en est de même chez les veaux qui ont été malades, fatigués, surmenés.

Chez les veaux morts-nés (avant terme) la chair est pâle, molle, gélatineuse, collant aux doigts, sans graisse ; les surfaces articulaires sont rouges, la moelle des os est rouge et molle. On reconnaît la viande des veaux trop jeunes aux caractères suivants : muscles d'autant plus pâles, ternes, mous, marbrés parfois de taches brunâtres, que l'animal est plus jeune, à odeur aigrelette, suintant à la coupe et ne s'avivant pas à l'air ; graisse rare, molle, grenue, grisâtre ; surfaces articulaires rosées. Les veaux à terme donnent une viande qui a assez bonne apparence quoique pâle ; la graisse des interstices est peu abondante et offre un aspect granuleux. D'une manière générale, le veau au-dessous de quinze à vingt jours donne une viande terne, et la graisse, ordinairement rare, est terne, grenue, grisâtre, bistre, jaune grisâtre. C'est à partir de trois semaines que la graisse devient belle, blanche et ferme. La viande de génisse est préférable à celle du taurillon âgé de quelques mois.

II. — Viandes des animaux petits ruminants (moutons, chèvres).

La viande des petits ruminants se reconnaît aisément au faible volume du cadavre, des moitiés, des quartiers, des muscles, des os, à ses caractères anatomiques et physiques ; et le sexe est facile à reconnaître d'après l'examen de la région des organes génitaux.

La viande du mouton et de la brebis a une coloration rouge vif, quelquefois jaunâtre (ictère) ou pâle et blafarde (animaux cachectiques) ; elle est dense, ferme, non persillée ; elle se coupe très nettement, son grain est délicat, fin et serré ; les fibres sont serrées, le tissu interfasciculaire est dense ; elle exhale une odeur spéciale, fraîche, aromatique, agréable. La graisse, plus ou moins abondante en couverture, dans les interstices et à l'intérieur, autour des rognons, etc., est ferme et d'un blanc nacré, quelquefois un peu jaunâtre et molle (cachexie). Le peaucier est ordinairement d'un rouge vif. La chair du mouton et de la brebis donne à la cuisson une odeur spéciale et a une saveur particulière, qui ne permettent pas de la confondre avec d'autres. Le mouton donne une viande d'autant plus fine et d'autant plus estimée qu'il a été châtré plus jeune et que les testicules sont plus complètement atrophiés. Celle des moutons, qui ont encore des testicules volumineux, incomplètement atrophiés, est moins fine, moins tendre, moins agréable au goût. L'agnelle et la jeune brebis donnent une chair tendre, fine, préférable, ou valant celle du meilleur mouton. Les vieilles brebis, qui ont porté plusieurs fois, fournissent une viande moins recherchée, plus dure. La viande des animaux nourris avec des tourteaux a un goût spécial, désagréable.

La chèvre est souvent vendue pour du mouton; cependant, sa chair est inférieure, et il est possible à un œil exercé d'établir, même en l'absence de la peau, de la tête, des pieds, même en l'absence des caractères anatomiques, un diagnostic et de reconnaître la viande de la chèvre d'après les caractères suivants : la chèvre, s'engraissant plus difficilement que le mouton, n'a pas ou a moins de graisse en couverture ; et, quand elle en a plus ou moins à l'intérieur, c'est surtout autour des rognons et sur l'épiploon qu'elle la présente; la graisse est donc moins abondante que chez le mouton, surtout à l'extérieur ; elle est blanchâtre et ferme, un peu jaunâtre et moins ferme chez les vieilles chèvres maigres ; l'ensemble du corps est plus allongé que chez le mouton, le cou plus long et plus grêle, la poitrine plus haute, aplatie d'un côté à l'autre et moins arrondie, les apophyses des vertèbres (rachis) plus élevées et plus saillantes, le ventre plus lévreté, les quartiers de derrière plus longs, le gigot plus long, plus droit et moins fourni ; la teinte du cadavre est souvent plus foncée et le peaucier est également plus foncé, d'un rouge brun ; comme la chair du mouton, celle de la chèvre est ferme, à grain fin et sans persillé, mais sa coloration est plus foncée et devient brunâtre au contact de l'air, elle est plus dure, plus difficile à cuire, son grain est un peu moins fin, son odeur moins agréable, elle est moins savoureuse, moins agréable au goût, plus coriace. Les différences sont moins accusées quand il s'agit de chèvres jeunes et grasses, dont la chair peut être excellente.

Les béliers et les boucs non châtrés, que l'on reconnaît surtout aux attributs du sexe, ont le cou plus fort et plus épais, les quartiers de devant plus massifs, la chair plus foncée, quand ils sont âgés, et surtout plus grossière, plus dure, plus coriace, à odeur moins agréable ou même désagréable, d'une cuisson plus difficile et d'un goût spécial, accompagnée de moins de graisse, etc. Les agneaux et les chevreaux donnent une chair pâle et tendre, dont les qualités et les caractères, comme pour celle des veaux, varient avec l'âge des individus. A l'âge d'un mois, et surtout à l'âge de six semaines deux ou trois mois, les agneaux et les chevreaux donnent une viande bonne et agréable, qui a les caractères suivants : coloration pâle, blanc grisâtre ou blanc rosé, consistance assez ferme, surtout quand les animaux sont arrivés à l'âge de six semaines à deux ou trois mois ; graisse plus ou moins abondante, grisâtre, blanchâtre et assez ferme. Les animaux trop jeunes, tués avant l'âge de quinze à vingt et un jours, donnent une viande moins alibile, plus pâle, plus molle, reconnaissable d'ailleurs au peu de développement des muscles et à l'état des os et des surfaces articulaires. La viande des agneaux et des chevreaux de lait est tendre, se cuit facilement et est agréable à manger, quand elle est fournie par des sujets qui ne sont pas trop jeunes.

III. — Viande de porc.

Il n'y a aucune difficulté pour reconnaitre le cadavre entier ou divisé par moitiés, par quartiers ou par morceaux recouverts de lard et de couenne. Même, en dehors de ces hypothèses, la viande de porc, fraîche, salée ou fumée, est aisément reconnue, quand on a à examiner un morceau assez volumineux. La chair de porc, lorsqu'elle est fraîche, offre les caractères suivants : brièveté du cou et des membres; coloration rosée, blanchâtre, grisâtre ou rouge pâle des muscles, qui sont pourtant plus foncés et plus fermes dans les régions des membres, tandis qu'ils sont moins foncés, moins fermes et plus onctueux au toucher dans les régions du tronc, où ils sont plus entourés et plus pénétrés de graisse ; grain fin et serré, marbré très prononcé dans les régions du tronc chez le porc en état de graisse; odeur spéciale, agréable; graisse abondante en couverture (lard), dans les interstices et à l'intérieur, dans la cavité abdominale (panne) et dans les muscles, surtout dans ceux du tronc, blanche, ferme, mais non résistante, onctueuse, fondant entre les doigts, tachant le papier ; cuisson facile, saveur spéciale et agréable.

Les caractères et la qualité de la viande de porc varient avec la race, l'âge, la nourriture et le sexe. Les porcelets ont la chair blanc rosé, pâle, molle, à grain fin, la graisse blanche et molle. La viande des porcs âgés de huit à dix-huit mois à deux ans, qui ont été châtrés jeunes, est la meilleure. Les porcs vieux, châtrés tard, les vieilles truies, les verrats, donnent un lard plus grossier, plus dur, plus coriace, une chair plus dure, plus foncée, plus coriace, désagréable à l'odeur et au goût, quand il s'agit de verrats et de sujets cryptorchides. Les porcs nourris avec des grains, des farines, des pommes de terre, des châtaignes, des glands, donnent une graisse ferme et une chair rosée, excellente. Ceux qui ont été nourris avec des soupes, des débris de poissons, des débris d'abattoirs, des viandes d'équarrissage, donnent une viande moins bonne, plus pâle, plus terne, blafarde, et une graisse plus molle (Voy. *Charcuterie pour les viandes salées ou fumées*).

IV. — Viande de cheval.

Le cheval, l'âne et le mulet donnent une viande saine, nutritive et nullement désagréable au goût, qui est utilisée en tant que viande fraîche ou à l'état de charcuterie, saucisson, etc. En France, de nombreuses villes ont des boucheries chevalines; mais la viande de cheval est peu recherchée, et la classe besogneuse ne l'achète guère, bien qu'elle pût y trouver à moins de frais un aliment irréprochable. Toutefois, comme les animaux solipèdes ne sont destinés à la boucherie qu'autant qu'ils sont vieux, usées, tarés, inutilisables pour le travail ou victimes de quelque accident irrémédiable, ils ne fournissent bien souvent qu'une viande de qualité inférieure; aussi est-il important de savoir reconnaître les fraudes et les substitutions qui peuvent être commises par les marchands de mauvaise foi. Il est indispensable d'ailleurs que les animaux solipèdes destinés à la consommation soient inspectés vivants et à l'autopsie.

Outre les caractères différentiels, tirés de l'anatomie descriptive des os, des muscles et des organes, la chair des animaux solipèdes se distingue de celle des autres animaux de boucherie par l'aspect du cadavre et des quartiers ainsi que par les caractères suivants : graisse plus jaune et moins consistante que chez le bœuf, mollasse, se fonçant rapidement, huileuse, fondant entre les doigts plus facilement que celle du bœuf, peu abondante ou faisant complètement défaut à l'extérieur, assez abondante parfois dans la cavité abdominale, formant une véritable panne sur les parois inférieures du ventre, ce qu'on n'observe pas chez le bœuf ; coloration foncée, rouge brunâtre, du muscle, devenant rouillée à l'air, se fonçant du jour au lendemain, variant du reste suivant les régions, suivant la date de la mort, et suivant que la saignée a été plus ou moins parfaite ; dureté et résistance à la coupe, fermeté moindre que chez le bœuf, grain un peu plus grossier et moins serré que chez la bête bovine, absence de persillé, friabilité plus accusée, adhérence aux doigts qui la malaxent et propriété de tacher le papier à la façon d'un corps gras, odeur spéciale ; canal médullaire des os moins grand que chez le bœuf, rempli par une moelle un peu huileuse, jaunâtre ; cuisson lente, bouillon huileux, saveur moins agréable que celle de la viande de bœuf. La viande du mulet et celle de l'âne ont les mêmes caractères, mais sont plus fines, plus tendres, plus savoureuses. Le saucisson fait avec la viande de cheval est foncé et presque noirâtre à la coupe (Voy. *Charcuterie*).

Les caractères physiques peuvent être insuffisants pour permettre de reconnaître l'origine d'une viande, surtout quand il s'agit de produits de la charcuterie (saucissons...); on verra ci-après les procédés de différenciation applicables à toutes les viandes; en voici un, qui permet de déceler la viande de cheval dans la pluralité des cas, et qui consiste dans l'emploi de l'iode. La graisse de cheval possède un pouvoir d'absorption pour l'iode plus élevé que la graisse des autres animaux; mais le procédé de différenciation basé sur cette propriété n'est guère pratiqué. Niebel ayant découvert que la viande de cheval renferme du glycogène en quantité notable, avait indiqué un procédé pour la reconnaître, et voici le procédé simple, pratique et expéditif préconisé par Brautignan et Edelmann, tel qu'il a été modifié avantageusement par Courtoy et Coremans. Ce procédé est basé sur la propriété que possède l'iode de communiquer une teinte spéciale aux solutions de glycogène, sur la propriété que possède le glycogène, que renferme seule la viande de cheval, de donner une teinte rouge violet au contact de l'iode. Ce procédé comporte les manipulations suivantes : prélever une cinquantaine de grammes de la viande ou de la préparation de charcuterie à analyser; diviser finement, ajouter 200 grammes d'eau et faire bouillir quinze ou trente minutes suivant qu'il s'agit de viande fraîche ou d'une préparation de charcuterie; laisser refroidir et filtrer sur papier **préalablement mouillé pour empêcher le passage**

des corps gras partiellement émulsionnés; filtrer
sur linge fin si le liquide de cuisson est épais, ce
qui a lieu quand la préparation renferme de l'amidon, qui se transforme en empois par l'ébullition;
mettre un peu de bouillon filtré dans un tube à
essai ou dans un verre à réactif et ajouter quelques
gouttes d'eau iodée, ou de solution de Lugol, ou de la
solution iodo-iodurée faite avec 2 parties d'iode +
4 parties d'iodure de potassium + 100 parties d'eau.
Si le bouillon ne se colore pas en brun foncé, on n'a
pas traité de la viande de cheval, celle des autres
espèces ne donnant pas la réaction du glycogène.
Si le bouillon prend une coloration brun foncé, qui
disparaît quand on chauffe vers 80°, pour réapparaître par le refroidissement, on est assuré qu'il
s'agit de la viande de cheval, la réaction du glycogène étant constante avec la viande de cheval, même
quand elle n'entre qu'en faible proportion dans la
préparation analysée, même quand elle provient de
sujets malades; toutefois, les muscles masséters
externe et interne ne donnent pas la réaction du
glycogène. Si le bouillon additionné d'eau iodée
prend une coloration bleu intense, c'est qu'il y a
de l'amidon dans la préparation; alors un peu de
bouillon est additionné d'une quantité double d'acide
acétique, puis filtré, et enfin traité avec l'eau iodée.

La viande de cheval donne constamment la
réaction du glycogène, même si elle est mélangée
en faible proportion à d'autres viandes, même s'il
y a eu addition d'épices, même s'il s'agit de viandes
conservées par l'emploi de certains agents, salées,
fumées. Pourtant la dessiccation des préparations
peut empêcher la réaction du glycogène; la salai-

son et le fumage peuvent transformer le glycogène en glucose et faire disparaître la réaction; les solutions sulfureuses, le bisulfite de soude, peuvent empêcher la réaction, mais, l'acide sulfureux se transformant rapidement en acide sulfurique par l'oxygénation à l'air, il suffit d'ajouter de la potasse pour neutraliser l'acide. Les viandes et les principaux organes des fœtus de jument, de vache, de brebis... donnent la réaction du glycogène. Les boudins contenant du sang de cheval ne la donnent pas, contrairement aux préparations qui contiennent du muscle, le glycogène n'étant pas dans le sang en quantité décelable. Avec le mulet il en serait comme avec le cheval, mais il n'en serait pas de même avec l'âne.

V. — **Viande de chien.**

En France, la viande de chien n'est pas consommée; elle répugne généralement aux Européens; un boucher de Clichy, qui débitait de la vainde de chien pour de la viande d'agneau, a été condamné jadis à l'amende et à la prison. Pourtant la viande de chien est consommée en Chine, au Sénégal, et même en Saxe; elle a été adoptée, en principe, comme utilisable, par une commission belge. Elle a un aspect agréable; elle n'a pas mauvais goût, et elle n'est pas malsaine, quand l'animal n'était pas malade. La viande de chien se reconnaît aux caractères anatomiques des os, des muscles, et des organes, ainsi qu'à ses caractères physiques : la graisse est blanche et onctueuse comme celle du porc ; la viande a une odeur *sui generis*.

VI. — Moyens de différenciation des diverses viandes.

En cas d'embarras pour déterminer l'origine d'une viande dépecée, manipulée, on pourra non seulement recueillir et analyser les caractères anatomiques et physiques, qu'elle présente à l'examen direct et à la coupe, mais encore recourir à la cuisson à l'effet de constater les modifications qu'elle subit, son odeur, sa saveur, les caractères du bouillon; on se procurera des termes de comparaison, on examinera comparativement de la viande d'origine sûre, en se plaçant dans les mêmes conditions que pour vérifier les caractères de celle qu'on veut déterminer. On reconnaîtra la viande de cheval grâce à la réaction du glycogène en présence de l'iode. On pourra recourir, mais sans en attendre une grande précision, à l'emploi de l'acide sulfurique, qui attaque la viande et dégage, en agissant sur elle, une odeur, qui peut mettre sur la voie de la vérité en rappelant, dans une certaine mesure, celle de l'habitation de l'espèce animale à laquelle appartient la chair sur laquelle on agit. On pourra recourir à l'emploi des sérums précipitants (Miesner et Herbst, Nötel, Vallée et Nicolas, etc.).

Emploi des sérums précipitants. — Un animal d'une espèce déterminée, inoculé à plusieurs reprises avec une matière albumineuse (sérum sanguin, sang défibriné, produits solubles extraits des viandes) provenant d'une espèce animale différente, donne un sérum capable de précipiter *in vitro* les solutions albumineuses de l'espèce qui a fourni le produit inoculé ; l'addition du sérum précipitant à une solution contenant de l'albumine de l'espèce, qui a fourni les produits inoculés, provoque un trouble, en précipitant l'albumine par l'action d'une substance active dite *précipitine.*

On peut préparer des chiens ou des lapins en vue d'obtenir des sérums capables de précipiter l'albumine des diverses espèces animales utilisées dans la boucherie, et propres à permettre de déterminer l'origine des viandes. On les inocule pendant trois ou quatre semaines tous les deux ou trois jours, par injections sous-cutanées ou intraveineuses ou intra-péritonéales, avec le sérum du cheval, du porc, etc., ou mieux avec des macérations de viande de cheval, de porc, etc., suivant qu'on veut obtenir un sérum précipitant pour le cheval ou le porc...; le sérum, employé pour préparer les animaux, est chauffé à 55° pour détruire sa toxicité. Les animaux préparés sont saignés à jeun aussitôt après la dernière injection ou mieux cinq à six jours après la dernière injection ; les lapins sont sacrifiés par saignée carotidienne totale, les chiens sont conservés pour servir à nouveau. Le sang étant recueilli aseptiquement donne un sérum, qui se conserve bien, qui garde sa propriété plusieurs semaines, s'il est maintenu au frais et à l'obscurité, et qui les garde plus longtemps quand il a été desséché rapidement à basse température dans le vide.

Au moyen des sérums précipitants (les demander à un laboratoire où on les prépare), on peut distinguer les albumines et partant les viandes des diverses espèces, à la condition qu'elles n'aient pas

été cuites, peu importe qu'elles soient fraîches ou
salées, fumées. On peut opérer de la façon suivante :
préparer une solution albumineuse de la viande ou
de la préparation de charcuterie à analyser, en faisant un fin hachis, qu'on met macérer au frais pendant trois heures au moins dans dix fois son poids
d'eau distillée en agitant de temps en temps ; filtrer
sur linge fin d'abord, puis sur papier mouillé jusqu'à
obtention d'un liquide absolument limpide ; employer
le sérum de lapin traité par les injections multiples
de sérum de telle espèce, quand on recherche la
viande de ladite espèce ; diviser la solution albumineuse en autant de parties (plus une), qu'on veut
rechercher des viandes différentes, et employer pour
traiter chacune d'elles le sérum afférent à une espèce différente ; ajouter de une à cinq gouttes de sérum précipitant à 5 centimètres cubes de solution
albumineuse, et placer les tubes ainsi garnis dans un
endroit frais avec un tube témoin non additionné de
sérum ; examiner les tubes entre la deuxième et la
sixième heure, ou seulement vers la dixième ou la
douzième heure, mais ne pas attendre plus longtemps afin d'éviter les causes d'erreur inhérentes
aux pullulations bactériennes. Un seul tube se
trouble quand la préparation analysée ne renferme
qu'une sorte de viande ; si elle contient du cheval,
du bœuf et du porc, les trois tubes se troublent, qui
ont été additionnés de sérum de lapins préparés
avec le sérum de cheval, de bœuf, de porc. On agira
d'ailleurs sagement en éprouvant les sérums utilisés
sur des macérations dont on connaît l'origine. Si le
tube témoin est trouble à la fin de l'épreuve, il faut
la recommencer.

La réaction précipitante est spécifique pour le porc, le chien, le cheval ; mais le sérum, préparé en vue du bœuf, précipite aussi, quoique plus faiblement, les solutions albumineuses de mouton et de chèvre ; toutefois la dose minima, qui suffit pour précipiter la solution de bœuf, laisse limpides, ou presque limpides, celles de mouton et de chèvre.

VII.—Qualités et catégories des viandes.

Il y a des viandes de bonne, de moyenne, de basse qualité. Mais les municipalités n'ont pas à s'immiscer dans la distinction des qualités et catégories en vue d'éclairer les consommateurs. Les maires n'ont à intervenir que comme gardiens de la salubrité publique et de la fidélité du commerce ; ils ont le devoir de faire éliminer de la consommation les viandes insalubres ; il leur est permis de prévenir la tromperie sur la nature de la marchandise et notamment sur l'origine de la viande ; il leur est permis d'obliger les débitants à ne pas vendre de la chèvre pour du mouton, du cheval pour du bœuf, d'exiger que ces viandes (chèvre, cheval) soient désignées aux acheteurs par une affiche ou de les frapper d'une estampille spéciale. Mais il n'entre pas dans l'esprit, et il n'est pas dans la lettre de la loi, de leur accorder le droit de faire des catégories, ni d'appliquer des marques spéciales sur la viande de telle ou telle espèce en vue d'éclairer les consommateurs sur la qualité ; s'il en était autrement l'administration ferait de la réclame à certains bouchers au détriment des autres. Il y a donc abus de pouvoir, quand les municipalités interviennent dans l'appréciation de la qualité ; il ne leur appartient pas de déterminer la qualité des diverses viandes ayant même origine ; et d'ailleurs la distinction des qualités de la viande ne repose pas sur des caractères absolument univoques ; elle est plus ou moins arbitraire, et, qui plus est, on est loin de s'entendre pour savoir où finit la bonne qualité, où commence la moyenne, etc.

Pour apprécier la qualité d'une viande, il faut prendre en considération l'espèce de l'animal qui l'a fournie, sa race, son âge, son sexe, son mode et son degré d'engraissement, son état de santé et la région du corps d'où elle provient. Ainsi, la viande des grands ruminants est la meilleure par ses propriétés alibiles ; elle est bien plus prisée que celle du cheval. Celle du mouton est plus estimée que celle de la chèvre. Ainsi, les bœufs africains sont moins estimés que les bœufs de pays, et parmi ceux-ci les sujets de certaines races (limousine, charollaise) sont plus prisés que ceux d'autres races (garonnaise, auvergnate). Ainsi, certains moutons africains fournissent une viande moins estimée que celle des moutons français en général. Ainsi, les animaux jeunes donnent une viande tendre et savoureuse, mais moins alibile que celle des animaux adultes ; celle des animaux vieux est plus coriace. Les mâles non émasculés (taureaux, béliers, verrats) ou émasculés tard donnent une viande inférieure à celle des neutres ou des femelles, qui, à conditions égales de race, d'âge et d'engraissement, sont aussi bonnes que les mâles convenablement châtrés. Ainsi, les animaux engraissés aux pâturages fournissent une viande plus

agréable que celle des animaux engraissés à l'étable
avec des tourteaux, des résidus, etc. Ainsi, l'abondance de la graisse en couverture, dans les interstices et à l'intérieur, doit surtout entrer en ligne de
compte pour l'appréciation de la qualité de la plupart des viandes ; il en est de même du persillé et du
marbré, qui varient néanmoins beaucoup suivant les
régions du corps, suivant les races et le mode d'engraissement. En tenant compte des conditions qui
viennent d'être indiquées, on reconnait, dans chaque
espèce animale, des viandes de bonne, de moyenne
et de basse qualité, de premier, de deuxième et de
troisième choix. Il va sans dire du reste que des
nuances nombreuses peuvent exister dans chaque
qualité, que les viandes bonnes le sont plus ou moins,
que les moyennes se rapprochent plus ou moins des
viandes bonnes ou des viandes basses, et que ces
dernières sont plus ou moins inférieures, quelquefois même mauvaises.

La viande de bœuf et de vache de bonne qualité
(premier choix) est fournie par des sujets gras, âgés
de moins de sept à huit ans, elle se reconnaît aux
caractères suivants : graisse blanche ou jaune-beurre
frais, ferme, abondante en couverture, au pourtour
des rognons, dans le bassin, dans l'abdomen, dans
les interstices et dans les muscles sous forme de
marbré et de persillé ; coloration rouge vif et grain
fin du muscle. On est obligé de se contenter de ces
indications, quand on a à examiner des morceaux ;
mais, pour apprécier plus complètement et plus
exactement la qualité de la viande, il faudrait faire
entrer en ligne de compte la race, etc. Après l'âge
de sept à huit ans les bœufs ne donnent pas de la

viande de qualité supérieure ; et il en est de même des vaches de cet âge, qui ont fait un certain nombre de veaux. Le taureau ne donne pas de la viande de premier choix, excepté quand il est jeune et gras. La viande de bovidés de qualité moyenne se reconnaît : à la moindre abondance de graisse en couverture, au pourtour des rognons, dans le bassin, dans les interstices et dans les muscles ; à la coloration quelquefois plus jaune de la graisse ; à la coloration plus foncée (ou non) et au grain moins fin (ou non) du muscle. Les bœufs âgés de plus de sept à huit ans, les bœufs châtrés tard, les vaches âgées de plus de sept à huit ans ayant porté et ayant été utilisées pour la production du lait, les bœufs et les vaches mal engraissés ou incomplètement engraissés, les taureaux encore jeunes et en bon état, donnent de la viande de moyenne qualité, un peu plus dure et un peu moins savoureuse que celle de première qualité. Les taureaux, qui ont dépassé l'âge de trois ans, généralement dépourvus de graisse, bien qu'en bon état de chair, les bœufs et les vaches vieux, maigres, donnent de la viande de qualité inférieure, qui se reconnaît : à l'absence plus ou moins complète de graisse en couverture, dans le bassin, autour des rognons, entre les apophyses épineuses des vertèbres ; à la teinte plus ou moins jaune de la graisse ; à la coloration généralement foncée et au grain grossier du muscle, etc.

Les veaux de cinq à six semaines et au delà, nourris de lait, donnent de la viande de la qualité supérieure, quand elle est blanche ou d'un rose pâle et ferme, quand la graisse est abondante dans les interstices et autour des rognons, blanche et ferme.

La viande de veau de qualité moyenne, fournie par les veaux de trois à quatre mois ou plus, par les veaux sevrés de bonne heure, par les veaux élevés artificiellement, est moins blanche, plus rosée, plus foncée, moins pourvue de graisse. Enfin, on considère comme étant de qualité inférieure la viande des veaux jeunes et celle des veaux âgés et maigres, celle qui est pâle, grisâtre et molle, celle dont la graisse est rare et grisâtre, celle qui est maigre et foncée en couleur.

Les qualités de la viande de mouton et de brebis se reconnaissent à l'abondance et aux caractères de la graisse, à la coloration plus ou moins foncée du muscle, etc. Les brebis jeunes et les moutons châtrés jeunes, convenablement engraissés, donnent une viande de qualité supérieure, qui se reconnait aux caractères suivants : abondance de la graisse, qui est blanche et ferme, en couverture, à la région mammaire ou testiculaire, dans la cavité abdominale, au pourtour des rognons, etc. ; coloration rouge vif et fermeté du muscle ; belles zébrures formées sur le dos par le pannicule charnu. Les brebis et les moutons incomplètement engraissés, les moutons mal châtrés ou châtrés tard, les sujets non engraissés, donnent une viande de qualité moyenne, reconnaissable à la moindre abondance de graisse, etc. Enfin, la viande n'est que de qualité inférieure, quand elle provient de béliers, de vieilles brebis portières, de sujets maigres, cachectiques ; alors la graisse est peu abondante, quelquefois légèrement grisâtre et moins ferme, le muscle est plus pâle et plus mou ou plus foncé.

Chez le porc, la qualité est indiquée par l'abondance du lard et sa fermeté, par la coloration rosée ou pâle du muscle, etc. Les mâles et les femelles, châtrés jeunes et plus ou moins engraissés, donnent un lard blanc ou légèrement rosé et ferme, et un muscle gris rosé ; leur viande, plus ou moins grasse, est de première qualité. Les sujets châtrés un peu tard, ou dont l'engraissement laisse à désirer, donnent de la viande de qualité moyenne, dont le muscle est plus foncé et la graisse moins abondante. Les porcs qui ont souffert, les verrats et les vieilles truies, ne donnent qu'une viande de qualité inférieure, à muscle plus pâle ou plus foncé et moins ferme, à graisse moins abondante et plus coriace.

A conditions égales de race, d'âge, de sexe, d'embonpoint, etc., une viande est d'autant plus alibile, d'autant plus facile à cuire, d'autant plus savoureuse et partant plus estimée, qu'elle provient d'une région à muscles épais, infiltrés de graisse et pauvres en intersections tendineuses. En tenant compte de la région du corps, on divise les viandes en trois *catégories* principales, quelle que soit d'ailleurs leur qualité, quel que soit le degré d'engraissement de l'animal d'où elles proviennent. On range dans la première catégorie les morceaux les plus estimés, ceux provenant des régions sous-lombaires (filet) et sus-lombaires (noix de côte) et ceux provenant des régions de la partie supérieure du train postérieur. La seconde catégorie comprend les muscles de l'épaule et ceux de la région costale. La tête, le cou, les muscles abdominaux, ceux de la jambe et du bras, forment la troisième catégorie.

VIII. — Abats.

Les abats, issues, viscères, comprennent des organes plus ou moins appréciés des consommateurs, et leurs caractères varient suivant les espèces.

Le poumon est peu recherché, hormis quand il s'agit du porc, du veau et de l'agneau ; et encore est-il toujours un aliment de qualité inférieure. Le poumon du cheval a une coloration rosée, et le tissu conjonctif interlobulaire est peu épais. Celui des bovidés est remarquable entre tous par l'aspect quadrillé, que lui donnent l'abondance et l'épaisseur du tissu interlobulaire. Celui du porc offre aussi un aspect quadrillé, mais à un degré moins accusé. Celui de la chèvre, un peu quadrillé, l'est encore moins que celui du porc. Celui du mouton laisse à peine voir l'aspect quadrillé.

Le cœur n'est pas non plus recherché. La graisse qui l'accompagne est jaune chez le cheval, moins jaune et plus ferme chez le bœuf, plus blanche chez le mouton que chez la chèvre, blanche et onctueuse, quoique ferme, chez le porc.

Le foie de veau, qui offre une coloration plus claire que celui des bovins adultes, est tendre, recherché, et constitue un aliment de premier choix ; il s'écrase facilement sous le doigt. Celui du porc, quoique moins recherché, est encore un aliment fort passable ; il est, quoique divisé en morceaux, reconnaissable à sa coloration brunâtre, à son aspect quadrillé et grenu, à la délimitation très apparente de ses lobules. Les foies du cheval, du bœuf, du mouton, de la chèvre, sont considérés comme aliments de qualité inférieure, même quand ils sont indemnes de lésions.

La rate est aussi un aliment très inférieur. Les rognons les plus recherchés sont ceux du veau ; ceux des autres animaux sont rangés dans les viandes inférieures. La langue n'est pas non plus un aliment de choix. La cervelle est au contraire recherchée, quand elle provient du mouton. Sont utilisés et plus ou moins prisés, les ris, les estomacs, les intestins, les têtes, les pieds, etc.

CHAPITRE V

VIANDES TROP JEUNES. VIANDES MAIGRES, ÉTIQUES, CACHECTIQUES, HYDROHÉMIQUES. VIANDES ODORANTES. VIANDES A COLORATION ANORMALE. VIANDES ALTÉRÉES PAR CERTAINES LÉSIONS. VIANDES D'ANIMAUX ATTEINTS DE LÉSIONS VISCÉRALES DIVERSES. VIANDES PHOSPHORESCENTES. VIANDES ALTÉRÉES PAR LES MOUCHES, PAR LES MOISISSURES.

Les viandes, impropres à la consommation, sont : les unes insuffisamment alibiles ou plus ou moins répugnantes, les autres insalubres et plus ou moins dangereuses.

I. — Viandes trop jeunes et viandes trop maigres.

La question des viandes maigres et des viandes jeunes est une de celles dont la solution soulève le plus de divergences dans la pratique.

1° Viandes trop jeunes. — Les viandes d'animaux morts-nés (fœtus trouvés dans l'utérus des femelles abattues) et celles des jeunes qui viennent de naître doivent-elles être rejetées de la consommation ? On répond généralement *oui*, parce que, dit-on, ces viandes sont trop aqueuses, trop peu nutritives, laxatives, difficiles à conserver et peu savoureuses. Sans aller jusqu'à préconiser l'utilisation des viandes fœtales, on peut hardiment soutenir que la viande des animaux (veaux, agneaux, chevreaux) nouveau-nés peut être consommée pendant les premiers jours qui suivent la naissance. Bien que certains règlements exigent en France que les veaux, livrés à la boucherie, aient atteint l'âge de cinq à six semaines, dans beaucoup de localités on les utilise avant cet âge ; et les veaux de quatre, trois, deux semaines, huit jours, donnent une viande utilisable, surtout quand elle ne doit pas être transportée. Tout en approuvant les règlements qui prescrivent la saisie de la viande trop jeune, provenant des animaux mort-nés et des fœtus plus ou moins rapprochés du terme de la gestation, parce que cette viande, quoique non dépourvue de toute valeur nutritive, est beaucoup moins alibile, a des propriétés laxatives et s'altère rapidement, il convient donc d'admettre l'utilisation des viandes fournies par les sujets n'ayant que quatre, trois, deux, une semaine, ou même moins, lorsqu'en dehors de leur jeune âge il n'y a aucune cause d'insalubrité.

A l'abattoir, on pourra s'opposer à l'abatage des veaux trop jeunes, qui ne sont pas solides sur jambes ; mais on ne saisira que les viandes qui auront des caractères semblables à ceux des viandes fœtales, sans se laisser influencer par le poids et l'âge des sujets, certains veaux de naissance pouvant avoir un poids supérieur à celui d'autres veaux de plusieurs semaines. A vrai dire, on devra

şe montrer plus sévère, quand, outre l'excessive
jeunesse, il y aura un état pathologique, ou
quand on se trouvera en présence de viandes
foraines. La viande fœtale et la viande réellement
trop jeune, qui doivent être saisies, se reconnaissent aux caractères suivants : coloration pâle, gris
roussâtre, grisâtre, terne, des muscles, qui sont
mous, flasques, humides, visqueux, gélatineux,
friables, à odeur aigrelette ; graisse peu abondante
ou absente, disposée en ilots quand elle existe, grisâtre, bistrée, grenue, molle, non onctueuse ; os
flexibles ; épiphyses peu adhérentes, coloration
rouge de la moelle, qui reste molle, et des surfaces
articulaires. Lorsqu'une pareille viande a été incor-
porée dans des préparations de charcuterie (pâtés,
saucisses...), sa présence, soupçonnée d'après la
pâleur du produit, sera reconnaissable d'après la
réaction du glycogène, la viande de veau qui vient
de naître en renfermant une quantité décelable, qui
disparaît rapidement après la naissance.

2º VIANDES MAIGRES, ÉTIQUES, CACHECTIQUES,
HYDROHÉMIQUES. — Les viandes maigres, étiques,
cachectiques, hydrohémiques, qui peuvent être insalubres lorsqu'elles proviennent d'animaux atteints
de certaines affections, ont perdu une partie de leur
valeur nutritive et sont plus aqueuses. La maigreur
peut provenir de diverses causes et être plus ou
moins accusée. Elle peut être la conséquence d'un
travail excessif, d'une lactation trop prolongée,
d'une alimentation insuffisante, de la vieillesse, de
l'usure, d'affections diverses. Elle s'accuse par des
caractères plus ou moins tranchés. Elle peut exister

sans lésions ou avec des lésions (maigreur symptomatique) plus ou moins graves ; d'où découle, pour
les inspecteurs, l'obligation de faire des catégories
et de se montrer sévères ou tolérants suivant les
cas.

Dans l'examen des viandes préparées à l'abattoir,
les inspecteurs tiendront compte, non seulement du
degré de maigreur, mais aussi et surtout de l'existence des lésions plus ou moins graves, qu'ils ren-
contreront dans le cadavre ; et, toutes choses égales
d'ailleurs, ils se montreront moins sévères, quand la
maigreur ne s'accompagnera pas de lésions, ou
lorsqu'elle coexistera avec des lésions sans gravité ;
ils seront au contraire doublement sévères, quand,
à la maigreur, se joindront des lésions anciennes ou
récentes, étendues, graves. Pour les viandes foraines,
dont l'inspection ne porte que sur des morceaux ou
des quartiers, il y a lieu de se montrer plus sévère,
de suspecter et de saisir celles qui, étant maigres à
un certain degré, ne sont pas accompagnées des
viscères ou d'un certificat d'origine et de salubrité.

Les viandes maigres, provenant d'animaux non
malades ou atteints de lésions sans gravité, n'étant
pas insalubres, mais seulement moins alibiles et se
prêtant à la fraude vis-à-vis des acheteurs, ne doivent être saisies qu'autant qu'il y a *étisie* ou maigreur extrême. On est d'accord pour décider qu'il y
a lieu de saisir les viandes maigres, qui ne *tiennent
pas moelle*, alors même qu'elles proviennent d'animaux sains, et les viandes qui ne tiennent pas moelle
se reconnaissent aux caractères suivants : laxité du
tissu conjonctif, qui est ordinairement insufflé ;
absence plus ou moins complète de la graisse, qui

est remplacée par une matière ou gelée grisâtre ou jaunâtre, molle, dans laquelle existent quelques traces graisseuses ; existence d'une matière molle, presque liquide, dans les places réservées à la graisse entre les apophyses des vertèbres ; quelquefois infiltrations séreuses ou gélatiniformes, jaunâtres ou grisâtres, dans le tissu sous-cutané et intermusculaire ; émaciation et atrophie des masses musculaires ; pâleur, humidité, flaccidité et viscosité des muscles, ou sécheresse avec coloration foncée, dureté et grain grossier, suivant l'espèce et l'âge des animaux ; coloration jaunâtre ou grisâtre de la moelle des os longs, qui est semi-fluide et reste non figée après le refroidissement. Pour se prononcer en toute connaissance de cause, il convient, lorsqu'il s'agit d'animaux préparés aux abattoirs, de laisser refroidir la viande, pour l'examiner à nouveau six ou douze heures après l'habillage. A l'air les viandes maigres se dessèchent rapidement, se rétractent, se noircissent, et s'altèrent vite quand elles sont infiltrées. Les lésions concomitantes que l'on rencontre sont des épanchements, des fausses membranes, des tubercules, des tumeurs, de l'hépatite, de la distomatose, etc.

Associées ou non à la maigreur, on peut rencontrer sur les viandes les signes de la cachexie ou de l'hydrohémie. Les viandes cachectiques, qui sont ordinairement plus ou moins maigres, et qui sont fournies par les animaux atteints de distomatose avancée, d'anémie, de leucocythémie, de lymphadénie, d'hématurie, etc., se reconnaissent aux signes suivants : maigreur plus ou moins accusée ; pâleur et appauvrissement du sang ; pâleur de tous les tissus; infiltrations séreuses dans le tissu sous-cutané et intermusculaire; infiltration de la trame du tissu adipeux par une matière blanc jaunâtre, molle, tremblotante; pâleur, décoloration, lividité, teinte lavée et mollesse des muscles; pâleur des muqueuses. Les viandes cachectiques, qui sont plus ou moins maigres, doivent être retirées de la consommation comme insuffisamment alibiles et de conservation difficile... Quant aux viandes hydrohémiques, qui sont fournies par des animaux atteints de certaines affections comme les viandes cachectiques, qui ont les caractères des viandes cachectiques, avec ou sans maigreur, on les reconnaît surtout aux signes suivants : infiltration du tissu sous-cutané et du tissu intermusculaire par une matière séro-gélatiniforme, tremblotante, plus ou moins épaisse; graisse baignée par un liquide séreux; pâleur, décoloration et friabilité des muscles. Les infiltrations des viandes cachectiques et des viandes hydrohémiques sont pâles, limpides, transparentes, au lieu d'être roussâtres avec ecchymoses du tissu conjonctif, comme on les observe quand il s'agit d'infiltrations inflammatoires.

Les viandes cachectiques et les viandes hydrohémiques sont moins alibiles et ont un aspect plus ou moins répugnant; elles doivent être saisies, et il convient de se montrer sévère, quand il y a des états pathologiques graves, lorsqu'il s'agit de viandes foraines. La viande de mouton, qui est étique, sans graisse, infiltrée, mouillée, molle, pâle, celle du bœuf ou de la vache très maigre, dont la graisse est remplacée par une gelée jaunâtre, dont le tissu conjonctif est infiltré et dont la moelle des os longs est jaunâtre et reste fluide, celle du cheval très maigre, etc., sont saisies ordinairement, et les bouchers ne s'en plaignent guère. La saisie des viandes étiques, cachectiques, hydrohémiques, infiltrées, humides, visqueuses, décolorées, pâles, dont la moelle des os longs reste fluide, qui sont peu alibiles, peu savoureuses et de difficile conservation, est partout acceptée; et ce sont bien là les seules viandes maigres, qui peuvent être saisies à l'abattoir, quand il n'y a pas de lésions graves. Quant aux viandes maigres, non infiltrées et qui tiennent encore moelle, il faut les laisser utiliser, si elles ne proviennent pas d'animaux atteints de lésions, qui par elles-mêmes motivent la saisie, hormis lorsqu'il s'agit de viandes foraines, cas où l'on est en droit de se montrer plus sévère.

II. — Viandes odorantes. Viandes à coloration anormale.

Il y a des viandes qui sont plus ou moins répugnantes à l'odorat, au goût, à la vue, et qui peuvent être plus ou moins insalubres.

1º VIANDES ODORANTES. — Sans avoir subi aucune avarie après leur préparation, certaines viandes peuvent exhaler une odeur plus ou moins désagréable et plus ou moins tenace, qui peut parfois légitimer la *saisie*. Cette odeur anormale peut être la conséquence du sexe, de l'alimentation, de certaines médications, de certains empoisonnements, de certaines maladies.

Les mâles agés, non émasculés, donnent une viande à odeur spéciale plus ou moins accusée. Cette odeur n'est pas excessive au point de légitimer la saisie, quand il s'agit du taureau et du bélier ; mais on rejette généralement la viande du vieux bouc ; et les vieux verrats, surtout les porcs cryptorchides ou monorchides, donnent une viande imprégnée d'une odeur forte, très désagréable, parfois repoussante, qui persiste à la cuisson et rend la saisie nécessaire dans certains cas.

L'état de gestation plus ou moins avancé ne nuit pas à la salubrité de la viande ; et, s'il est à souhaiter qu'on n'abatte pas les femelles (vaches, brebis), qui sont près de l'accouchement, pour ne pas détruire les produits prêts à naître, leur viande, d'ailleurs d'apparence normale, ne saurait, non plus que celle des vaches fraîches vêlées et celle des vaches en état de lactation, être malsaine, et partant ne doit pas être saisie si les bêtes ne sont pas malades, bien qu'on ait constaté que les vaches en état de gestation avancée et les vaches laitières restées trop longtemps sans être traites peuvent donner une viande qui exhale une odeur de lait plus ou moins accusée.

Diverses plantes (fenugrec vert, plantes du genre *allium*, oignon sauvage, crucifères, liliacées, asphodélidées, absinthe, camomille, etc.), ingérées par les animaux, peuvent rendre leur viande plus ou moins fortement odorante, sans la rendre insalubre, repoussante, saisissable. Les animaux qui ont consommé des résidus de fabrique d'anisette peuvent fournir une viande à odeur d'anis plus ou moins marquée, qui n'est pas suffisante pour motiver la saisie. Les porcs, engraissés avec des résidus de laiterie, donnent une viande à odeur de lait et à saveur désagréable, qui n'est pourtant ni repoussante ni insalubre. Certains résidus industriels (tourteaux, débris d'abattoirs et d'équarrissage, débris de poissons, résidus d'amidonneries, de féculeries...), surtout quand ils sont altérés, fermentés, rances, peuvent, s'ils ont été ingérés longtemps et en quantité, communiquer à la viande un goût et une odeur plus ou moins désagréables, quelquefois repoussante, pouvant dans certains cas légitimer la saisie. Certaines substances désinfectantes, médicamenteuses ou toxiques (acide phénique, goudron, huile empyreumatique, naphtaline, soufre, sulfure de potassium, essence de térébenthine, camphre, ammoniaque, assa fœtida, éther, chloroforme...) peuvent donner à la viande une odeur et une saveur plus ou moins désagréable, quand leur absorption est récente. On a constaté, par exemple, que la viande d'animaux (porcs), transportés dans un wagon désinfecté à l'acide phénique, ou ayant contenu des tonneaux de goudron, exhalait à la cuisson une odeur d'acide phénique ou de goudron ; toutefois, cette odeur disparaît, quand on a eu la précaution de laisser écouler quelques jours après l'absorption de ces substances ; que si la viande conservait une odeur et une saveur rebutantes, après refroidissement du cadavre, et après un essai de cuisson, il y aurait lieu de la saisir.

Certaines affections peuvent communiquer à la viande une odeur plus ou moins désagréable. Ainsi, on a maintes fois signalé l'odeur anormale, désagréable, persistant à la cuisson, de la viande des veaux atteints d'ascaridiase ; on a même soutenu que cette viande devait être rejetée de la consommation, quand elle avait une odeur très forte, en cas d'ascaridiase intense ; mais elle a été consommée, et son insalubrité n'est pas démontrée. L'éviscération tardive et la météorisation avancée peuvent communiquer à la viande, non altérée autrement, une odeur plus ou moins accusée de fumier, qui peut légitimer la saisie, quand elle est très accentuée. Diverses affections (insuffisance ou suppression de l'excrétion urinaire, rétention de l'urine, rupture de la vessie, maladies fiévreuses, infectieuses...) et l'avarie, la décomposition plus ou moins avancée, donnent à la viande une odeur spéciale (odeur urineuse, odeur de beurre rance...), qui peut la rendre repoussante et suffirait à légitimer la saisie, si d'ailleurs la viande avait bon aspect, au lieu d'être plus ou moins insalubre, ainsi qu'on le verra plus loin.

En résumé, et tout en rappelant qu'on doit généralement se montrer plus sévère quand il s'agit de viandes foraines que lorsqu'il s'agit de viandes inspectées à l'abattoir, il y a lieu de saisir les viandes qui exhalent une odeur urineuse et celles qui exhalent une odeur quelconque persistante et repoussante, quelle qu'en soit la genèse. L'épreuve de la cuisson est utile pour apprécier si une viande et une préparation de charcuterie, plus ou moins avariée, plus ou moins odorante et plus ou moins désagréable au goût, peut être livrée à la consommation. On met la viande ou la préparation à apprécier, divisée en morceaux, dans l'eau froide, et on fait cuire à feu doux dans un récipient couvert. Après un certain temps de cuisson, on laisse refroidir, puis on sent et on goûte le bouillon et la viande ; si l'odeur anormale persiste forte et si le goût est désagréable, on saisit.

2° VIANDES A COLORATION ANORMALE. — Les viandes répugnantes à la vue par leur coloration, ou par les lésions et altérations qu'elles présentent, doivent parfois être saisies en totalité ou en partie, surtout quand, outre leur aspect plus ou moins répugnant, elles sont plus ou moins insalubres.

La coloration de la graisse, sans qu'il y ait d'ailleurs insalubrité, peut varier suivant l'âge et suivant le mode d'engraissement, les animaux engraissés avec certains aliments ayant une graisse plus ou moins jaunâtre ; elle est aussi influencée par certaines maladies, qui rendent ou ne rendent pas la viande insalubre. La coloration de la viande, variable suivant les espèces et les âges, peut aussi présenter des variations suivant les régions du corps, suivant la date plus ou moins rapprochée de la mort, suivant le contact avec l'air ou certains objets, suivant certaines affections. A la cuisson dans l'eau, la viande devient ordinairement pâle, grisâtre ; quelquefois, elle devient plus ou mois rouge sans qu'il y ait insalubrité, et cela peut tenir à l'acidité du bouillon (acides lactique, nitrique, nitrates...).

Le muscle du bovidé adulte, fraîchement abattu, montre à l'incision une teinte rouge violacée, qui devient rouge brun après le raffermissement des chairs, pour passer bientôt au rouge vif au contact de l'air et se ternir ensuite, devenir brun foncé ou même noirâtre. Les surfaces de quartiers, de morceaux, de poumons... reposant sur le marbre ou sur des assiettes, ou mises en contact avec d'autres viandes ou d'autres organes, se ternissent, deviennent blafardes, surtout quand la viande a été emballée chaude...; et l'aspect peu agréable, qui en résulte ne saurait nuire à la salubrité tant qu'il n'y a pas avarie plus ou moins avancée. D'autre part, il ne faut pas attribuer à un état maladif certaines modifications, qui peuvent se produire sur la viande tuée (ainsi la région crurale interne se décolore...), ou qui existent normalement. Ainsi, chez diverses espèces, bovidés et porcs, on observe des décolorations locales, qui ne nuisent en rien à la salubrité et à la qualité de la viande. Ainsi, chez le bœuf, certains muscles de la cuisse et de la jambe sont normalement moins colorés que ceux des régions avoisinantes. L'ilio-spinal chez le porc est plus pâle que les autres muscles. Chez la volaille, les cuisses sont plus foncées que les ailes. On a constaté la décoloration générale des muscles chez des bovidés adultes, dont la chair, plus ou moins grasse et non insalubre (aucune lésion n'étant rencontrée), avait l'aspect de celle du veau. La même décoloration a été observée chez le mouton, qui n'avait aucune maladie. Les saignées préventives, faites aux veaux, pour blanchir leur viande, la rendent gris terne.

La coloration de la viande est plus ou moins modifiée par certaines affections aiguës ou chroniques (Voy. plus haut les viandes maigres, étiques, cachectiques, hydrohémiques ; Voy. plus loin les viandes saigneuses, fiévreuses), par l'ictère, par l'infiltration mélanique, par des accidents, par des lésions dégénératives ou autres existant dans les muscles. L'hématurie des bovidés rend la viande pâle et la graisse jaune pâle, mais la saisie ne peut être justifiée que s'il y a étisie....

La *jaunisse* ou *ictère*, qui peut se rencontrer chez les diverses espèces, et qui s'observe surtout chez le mouton et la chèvre, est caractérisée par la teinte jaune-safran ou jaune verdâtre des tissus blancs, de la graisse, du tissu conjonctif, des muqueuses et des os (tissu spongieux), par la teinte rouillée ou rouge-brique des muscles, par la coloration brun jaune du sang, par l'altération du foie. Elle peut être plus ou moins avancée, plus ou moins accusée, plus ou moins généralisée. Quelquefois la coloration ictérique est limitée au foie, au foie et à la graisse ; et, dans ces cas, la saisie de l'organe malade est seule justifiée, s'il n'y a pas étisie, cachexie. Lorsque l'ictère est avancé, généralisé, la saisie totale s'impose, surtout si, après vingt-quatre heures d'attente, la totalité du corps conserve encore une teinte jaune ou vert jaune, ou s'il y a maigreur ; car, outre son aspect répugnant, la viande est désagréable au goût.

La *mélanose*, à l'état de pigmentation ou d'infiltration mélanique des tissus, des membranes et des parenchymes (muscles, tissu conjonctif, séreuses, muqueuses, graisse, os, ganglions, foie, reins, méninges...), a été constatée maintes fois sur des bovidés, principalement sur des veaux. On a aussi constaté des infiltrations mélaniques chez le mouton (poumon, foie, muscles, os), chez le porc (os, peau du ventre), chez la poule ; et elles s'observent chez le cheval. La mélanose, à l'état de tumeurs noires, se rencontre surtout chez le cheval ; elle a été rencontrée aussi chez le bœuf, chez le mouton. En matière d'inspection, il ne faut pas se montrer sévère : en cas de pigmentation ou infiltration mélanique simple, on ne doit saisir que les portions d'organes altérées ou ne rien saisir si la pigmentation est peu intense ; en cas de tumeurs mélaniques, on se contentera de saisir les tumeurs, si elles sont rares et localisées, on saisira au contraire la totalité de la viande, quand les tumeurs seront multiples et disséminées.

III. — Viandes altérées par certaines lésions musculaires.

Lorsqu'il s'agit de *traumatismes*, de blessures, de plaies, de contusions, de fractures (ecchymoses plus ou moins vastes fréquemment rencontrées dans le tissu sous-cutané à la suite de coups, de heurts, observées sur les veaux transportés en voiture, les quatre membres liés ; infiltration, épanchements sanguins dans le tissu cellulaire ; écrasement, déchirure des muscles, lésions osseuses...), de brûlures, on doit se contenter de saisir la région ou la partie traumatisée d'une façon grave (cassure) toutes les fois qu'il n'y a pas eu état fébrile général, sans se préoccuper des ecchymoses et infiltrations qui ne s'accompagnent pas d'un grave délabrement local. On a constaté de l'emphysème sous-cutané chez le mouton à la suite de morsures de chien reçues au cou, à la tête ; et cet accident ne saurait par lui seul nuire à la salubrité de la viande, s'il n'y a eu aucune autre complication.

En cas de *myosite*, sans état fébrile général, consécutive à un effort violent, à une chute ou une glissade, on doit se borner à saisir les muscles malades, qui sont hyperémiés, ecchymosés, infiltrés, turgides, et qui sont répugnants et s'altèrent rapidement. On peut saisir comme répugnants et moins alibiles : les portions de muscles envahies par la dégénérescence graisseuse (décoloration, coupe onctueuse...), par la dégénérescence vitreuse ou cireuse (coloration gris rosé, jaunâtre, friabilité...), qui est ordinairement la conséquence d'une infection microbienne, par la dégénérescence granuleuse (atrophie, sclérose...), par la sclérose (teinte grisâtre, induration, muscle lardacé criant sous l'instrument tranchant); le lard ou portion de lard atteint de sclérodermie (hypertrophie et induration du tissu conjonctif qui forme la trame du lard, qui devient dur, ferme, résistant à l'instrument tranchant, et a, à la coupe, l'aspect du tissu fibreux); les muscles ou portions de muscles atteints de nécrobiose (séquestre), de concrétions calcaires (lésions parasitaires dégénérées ou autres), de concrétions blanchâtres non calcaires.

IV. — Viandes d'animaux atteints de lésions viscérales diverses.

Lorsqu'il s'agit de tumeurs (sarcomes, carcinomes, fibro-sarcomes, mélanoses...) il convient : de saisir les tumeurs, ou l'organe, ou la portion d'organe, qui les supporte, quand elles sont uniques ou peu nombreuses et localisées à un organe; de saisir la totalité de la viande, lorsqu'il s'agit de tumeurs malignes généralisées, nombreuses, et existant dans plusieurs tissus, dans plusieurs organes. Même ligne de conduite à suivre en cas d'abcès dans la viande ou dans les viscères : saisir partiellement en cas d'abcès unique enkysté ; saisir la totalité de la viande, lorsque les abcès sont répandus dans de nombreux endroits du tissu musculaire. On verra plus loin la ligne de conduite à suivre à propos de l'omphalo-phlébite.

De nombreuses maladies parasitaires, inflammatoires…, plus ou moins anciennes, mais localisées à certains organes, telles que phlegmons et abcès, bronchites et pneumonies légères, hépatite, cirrhose, néphrite, cystite, métrite bénigne, adénite, lymphadénie caséeuse du mouton, gastrite et entérite légères, kystes séreux du mésentère (observés chez la vache), helminthiase nodulaire de l'intestin grêle des bovidés, kystes gazeux de l'intestin (rencontrés chez le porc sous forme de vésicules à contenu gazeux, allant du volume d'une tête d'épingle à celui d'une noisette ou d'une noix, réunies en grappes plus ou moins volumineuses sur l'intestin au voisinage du mésentère), taches ou macules blanches des reins (observées sur les veaux, foyers de néphrite), etc., et d'une manière générale toutes celles qui ne s'accompagnent ni d'une maigreur excessive, ni d'un état fébrile assez marqué pour donner à la viande un aspect saigneux, ne légitiment pas la sévérité, et la saisie doit être limitée à l'organe ou à la portion d'organe altéré. J'ai vu une fois la viande d'une vache âgée, qui était destinée à la troupe, se montrer parsemée de nombreux kystes séreux, gros comme des noisettes, à contenu séreux un peu jaunâtre, et à nature indéterminée ; la viande, étant maigre, fut saisie.

V. — **Viandes phosphorescentes. Viandes altérées par les mouches ou par les moisissures.**

La phosphorescence des viandes de boucherie a été fréquemment observée. On l'a constatée sur des viandes en voie de décomposition, et surtout sur des viandes fraîches (viandes de boucherie, préparations de charcuterie); on a même reconnu qu'elle disparaissait ordinairement, quand la décomposition se produisait. On la voit surtout bien à l'obscurité. Elle a pu être transmise à des viandes fraîches diverses, en les mettant en contact avec celles qui étaient déjà lumineuses. Elle est due à des microbes particuliers, et parfois peut-être à quelque condition particulière du local où la viande devient lumineuse... Elle peut être arrêtée par l'acide phénique, par l'alcool, par les vapeurs d'ammoniaque, par la chaleur... Elle ne s'observe pas sur les viandes cuites. Elle disparaît quand on gratte, racle, essuie la viande. Au point de vue de la ligne de conduite que l'inspecteur doit suivre, en présence de cette altération spéciale, on ne saurait formuler des règles sévères, attendu que la viande phosphorescente peut présenter, nonobstant cette modification, tous les caractères de celles qui sont normales, attendu qu'elle a été consommée sans dangers, attendu que l'altération semble tout à fait superficielle et qu'il suffit au boucher de gratter la viande, de l'essuyer pour la rendre invisible. Cependant son utilisation aurait, dans une circonstance, provoqué certains malaises chez des enfants ; et, d'autre part, il semble qu'elle s'avarie plus vite ; aussi conviendra-t-il de faire gratter, enlever la couche altérée. Et, d'ailleurs, si la viande phosphorescente, au lieu d'être fraîche, était en voie de décomposition, ou altérée de toute autre façon, on devrait la saisir.

Les viandes, qui ne sont pas préservées, par un moyen quelconque, du contact des mouches, peuvent présenter à un moment donné des larves en plus ou moins grande abondance, qui en accélèrent la décomposition, qui les altèrent et leur donnent un aspect répugnant. Il convient d'éliminer les parties envahies, quand la viande n'est pas autrement altérée ; et il faut saisir les morceaux entiers, quand il y a en outre putréfaction.

Lorsque les viandes sont couvertes de moisissures, leur odeur et leur saveur deviennent désagréables ; une certaine toxicité peut même leur être inhérente. En pratique, on doit essuyer ou éliminer la couche envahie, quand l'altération est superficielle, et saisir les morceaux ou les préparations profondément envahis et altérés.

CHAPITRE VI

VIANDES INSALUBRES. VIANDES AVARIÉES, ALTÉRÉES, CORROMPUES. VIANDES SAIGNEUSES. VIANDES FIÉVREUSES. VIANDES FATIGUÉES, SURMENÉES. VIANDES D'ANIMAUX EMPOISONNÉS.

I. — Viandes insalubres.

Il va sans dire que les inspecteurs ne doivent considérer comme réellement insalubres que les viandes qui offrent des dangers certains, soit au point de vue de leur manipulation, soit au point de vue de leur consommation ; mais il se présente des cas nombreux où les difficultés sont grandes pour une appréciation adéquate de leur insalubrité réelle ; et l'on admet que le doute doit faire incliner vers la sévérité. Certaines viandes sont dangereuses par leur manipulation (viandes d'animaux morveux, charbonneux...), par leur transport et par leur consommation, quand elles sont insuffisamment cuites, et même quand elles sont bien cuites ; outre les germes de la maladie, qu'elles renferment, et qui sont plus ou moins résistants suivant leur état, elles peuvent contenir parfois des substances toxiques, qui se sont formées sous l'influence de la maladie, ou, pour mieux dire, de ses germes. D'autres viandes, sans être dangereuses à la manipulation, le sont pour la consommation (viandes putréfiées, viandes infiltrées de substances toxiques, viandes ladriques, viandes trichinées...).

Les viandes d'animaux atteints de certaines maladies peuvent être livrées à la consommation sans inconvénient pour la santé des consommateurs, pourvu qu'on les fasse mourir à temps et qu'on les saigne convenablement. Mais celles d'animaux atteints de maladies graves, transmissibles ou non transmissibles, doivent être éliminées **pour les raisons** qui viennent d'être indiquées, et qui seront spécifiées à propos de chaque groupe de viandes insalubres. La chair d'animaux sains, qui ne sont point étiques, est irréprochable, tant qu'elle n'est pas envahie par la fermentation putride. Il en est de même de celle d'animaux victimes d'accidents, tels que fractures, déchirures, etc., s'ils sont abattus immédiatement et saignés convenablement. On peut également utiliser sans danger les viandes d'animaux sacrifiés quelque temps après certains accidents, d'animaux vieux et maigres, mais sains et non étiques, d'animaux jeunes...

Doivent être éliminées de la consommation, comme viandes insalubres plus ou moins dangereuses, visées par les lois (L. 27 mars 1851; L. 21 juillet 1881; L. 21 juin 1898): celles qui proviennent d'animaux morveux, farcineux, charbonneux, rabiques, etc.; celles qui proviennent d'animaux ladres, trichinés, septicémiques, etc.; celles qui proviennent d'animaux atteints d'affections, qui déterminent l'empoisonnement de l'organisme; celles qui sont imprégnées de substances désagréables ou nuisibles; celles qui sont avariées, corrompues; celles qui proviennent d'animaux morts naturellement et non saignés, etc. Une bonne inspection comporte, ainsi qu'on l'a déjà vu, l'examen des animaux vivants et l'examen des cadavres après l'abatage; mais, pour les viandes foraines, introduites du dehors après avoir été dépecées, on devra souvent, bien que cette inspection n'offre pas toutes les garanties désirables, se contenter de l'examen des morceaux ou quartiers. Les inspecteurs chargés d'examiner les viandes foraines, les pièces de charcuterie, les conserves, ayant à résoudre la double question de savoir si elles ne proviennent pas d'animaux atteints de maladies graves et si elles ne sont pas avariées, s'inspireront des données déjà indiquées précédemment et de celles qui suivent.

Des intoxications nombreuses, plus ou moins graves et parfois mortelles, ont été maintes fois observées chez l'homme, caractérisées par des troubles divers, par des troubles digestifs, par des troubles nerveux, etc. (nausées, vomissements, coliques, diarrhée, douleurs diverses, céphalalgie, prostration, parésies ou paralysies...), déterminées par l'ingestion de viandes décomposées ou malades.

Ainsi, on a observé des intoxications à la suite de l'ingestion de viandes fraîches, de viscères, de préparations de charcuterie, qui, bien que provenant d'animaux sains, s'étaient avariés, altérés, putréfiés; en pareils cas, l'empoisonnement est dû aux matières toxiques de la putréfaction.

Ainsi, on a fréquemment observé des intoxications à la suite de l'ingestion de viandes fraîches ou conservées, provenant d'animaux atteints de certaines affections (fatigue, surmenage; météorisme, infection urineuse ayant entraîné la mort; maladies fébriles graves; maladies infectieuses diverses; fièvre vitulaire, anasarque, septicémies diverses, septicémie à la suite de quelque suppuration ou d'une gangrène humide, non-délivrance, métrites septiques, métro-péritonite; pyohémie, polyarthrite pyohémique des veaux, néphrites et hépatites suppurées; entérites, péritonites et pneumonies infectieuses; pasteurelloses, pneumo-entérite du porc, rouget, charbon...). Dans ces cas, l'empoisonnement est dû aux matières toxiques, qui imprègnent la viande; et ces matières proviennent de l'incomplète excrétion des poisons (leucomaïnes), que produit l'organisme (surmenage, maladies fébriles), ou des sécrétions microbiennes (toxines), quand il s'agit de maladies infectieuses. D'ailleurs, les viandes surmenées ou malades se corrompent plus facilement, plus rapidement; et, à la cause d'insalubrité qui leur est inhérente, s'ajoute promptement le danger des matières toxiques de la putréfaction. Enfin, en cas de cuisson insuffisante, les viandes, qui renferment des toxines microbiennes, peuvent en outre être parfois dangereuses par les germes qu'elles contiennent.

Ainsi, on a observé des intoxications à la suite de l'ingestion de conserves de viandes, soit que les conserves eussent été préparées avec des viandes toxiques, putréfiées ou imprégnées de toxines..., soit qu'elles eussent été préparées d'une façon défectueuse (stérilisation insuffisante, fermeture insuffisante...). Les viandes toxiques, quoique cuites convenablement au point voulu pour la stérilisation des

germes qu'elles peuvent renfermer, restent dangereuses, les substances toxiques qui les imprègnent
n'étant pas détruites par la cuisson à 100°.

L'empoisonnement déterminé par les viandes est
dû aux produits toxiques qu'elles renferment, et parfois à ceux dont elles provoquent la formation dans l'intestin par l'intermédiaire des germes introduits. Ce
sont les poisons, leucomaïnes, ptomaïnes, toxines,
que contiennent tout formés les viandes ingérées,
qui jouent le rôle pathogénique essentiel et même
exclusif dans bien des cas ; ainsi les accidents, provoqués brusquement dans les premiers instants qui
suivent l'ingestion, et même seulement au bout
d'une heure ou deux, ainsi les accidents occasionnés
par les conserves stérilisées à 120°, sont bien dus
aux poisons existants. Quand l'apparition d'accidents est précédée d'une incubation de douze à
quarante-huit heures, à trois, quatre ou cinq jours, les
poisons introduits ont été en trop faible quantité, ou
bien il n'en a pas été introduit, les toxines ont été
produites dans l'intestin par les germes introduits.

Le traitement des intoxications consiste à provoquer l'élimination et la destruction des poisons
(vomitifs, purgatifs, évacuants), et à combattre la
dépression nerveuse (toniques, excitants), et au
besoin à opérer l'antisepsie intestinale. La prophy-
laxie réside dans une inspection minutieuse.

II. — Viandes avariées, altérées, corrompues.

Les divers états et les variations de l'atmosphère
exercent une influence plus ou moins fâcheuse sur

les caractères, l'aspect, la qualité et la salubrité de
la viande, qui ne se conserve pas longtemps au contact de l'air. Cependant, comme celle du jour est
plus dure que celle qui a été tuée depuis deux ou
trois jours, on a parfois de la tendance à rechercher
celle qui est *mortifiée*; mais il y a un écueil à
éviter : en la laissant se mortifier, il ne faut pas lui
donner le temps de se décomposer. Et d'ailleurs, la
mortification, qui la rend plus tendre, est elle-même
un commencement d'altération due à la formation
d'acide lactique.

La viande, sans être encore décomposée, corrompue et dangereuse, peut affecter diverses modifications plus ou moins superficielles, qui sont la
conséquence de l'influence des agents atmosphé-
riques. L'air sec, les courants d'air sec, les vents
secs, le froid sec, favorisent sa conservation, la
dessèchent superficiellement, la ternissent, la rendent plus foncée, la raccornissent et la noircissent
sur la coupe; la graisse et le muscle deviennent
fermes, et les tissus offrent leurs caractères normaux en dessous des parties ternies. L'action du
soleil dessèche rapidement la viande, la raccornit et
la noircit superficiellement; mais, en dessous de la
couche ainsi desséchée, la chair n'est point altérée.
La congélation, de même que le froid sec, conserve
la viande, qui ne doit pas, en pareil cas, être utilisée
pour la confection des préparations de la charcuterie. L'humidité, les pluies, les brouillards, les
vents humides, les temps humides, la rendent
molle, brunâtre ou grisâtre ou noirâtre sur la
coupe, blafarde, onctueuse, et lui font prendre une
odeur spéciale, aigre (odeur de relent), qui dénote.

une altération superficielle ; à ce degré d'avarie, elle est encore bonne à consommer, il suffit d'enlever les couches altérées. Mais l'humidité hâte aussi sa décomposition profonde, surtout quand le temps est chaud et orageux ; et, dans ces conditions, les viandes transportées s'avarient plus vite.

La putréfaction est l'œuvre de plusieurs espèces microbiennes, les unes aérobies, les autres anaérobies ou aéro-anaérobies ; et toute viande est souillée des germes nécessaires à sa putréfaction ; au contact de l'air, qui dépose à sa surface des germes de la fermentation putride, la viande se décompose plus ou moins vite, suivant les conditions ambiantes, et suivant son origine. Ainsi, sa putréfaction est favorisée, accélérée par le temps chaud et orageux, par l'humidité, par le défaut d'aération et de ventilation. Ainsi, la viande des animaux jeunes, foudroyés, asphyxiés, fatigués, surmenés, mal saignés, malades, atteints de maladies avec fièvre, etc., se décompose plus rapidement, tourne plus vite. Ainsi, la fermentation putride est favorisée par l'état de graisse avancé, par l'occision trop rapprochée du repas, par l'imperfection de la saignée, par le séjour trop prolongé des viscères dans l'abdomen, etc. La décomposition commence dans les points où se trouve accumulée de la graisse, dans les parties qui avoisinent la plaie de la saignée, dans le voisinage des os.

La viande avariée, corrompue, qui est en état de putréfaction avancée, prend une odeur désagréable, repoussante, bien caractéristique, c'est l'odeur de la putréfaction. Elle devient molle, friable, pâle, lavée, noirâtre, brunâtre ou verdâtre ; la graisse

prend une coloration verdâtre, ainsi que les aponévroses et les séreuses, et cette teinte se propage
rapidement ; le muscle semble macéré ; la chair
garde l'empreinte du doigt, et elle laisse échapper,
quand on l'incise, des gaz fétides. Les viandes altérées par la fermentation putride, qu'elles proviennent d'animaux sains ou malades, sont impropres à
la consommation, repoussantes et dangereuses
pour la santé de l'homme. Elles donnent un bouillon
louche et désagréable ; elles contiennent des microbes et des principes toxiques ; leur consommation, même après cuisson, a maintes fois occasionné
des accidents, des empoisonnements plus ou moins
graves.

Les viandes saines éprouvent, comme les autres,
bien que moins rapidement, l'avarie, la fermentation putride. Il peut arriver que des viandes dépecées, accompagnées d'un certificat de salubrité
délivré par le vétérinaire qui les a vu préparer,
s'altèrent en cours de transport, surtout quand elles
sont mal emballées, et se trouvent dans un état
d'avarie, qui nécessite la saisie au lieu de destination. La viande, avariée à un degré assez avancé,
corrompue, doit toujours être éliminée de la consommation ; et celui qui l'a mise en vente peut être
poursuivi en police correctionnelle pour infraction
à la loi du 27 mars 1851. Toutefois, on ne saurait
imputer aucune faute au propriétaire de la viande
avariée, et le tribunal ne pourrait pas le condamner,
s'il avait été de bonne foi, si, au lieu d'exposer sa
marchandise en vente, il l'avait préalablement soumise à l'inspection, car on ne saurait l'assimiler à
celui qui expose sciemment en vente une viande

corrompue. Les viandes corrompues doivent être
saisies totalement, quand la putréfaction est généralisée ; quand l'avarie n'aura pas atteint la totalité
des morceaux, quand elle ne sera que superficielle
ou localisée à certains points, et à un degré peu
avancé, on se contentera d'éliminer la partie altérée,
si le reste est bon et offre les caractères normaux
de la viande saine.

III. — Viandes saigneuses. — Viandes flévreuses.

Les animaux qui ont été victimes de quelque
accident plus ou moins grave, et ceux qui sont
atteints de maladies non transmissibles à l'homme
peuvent fournir une viande d'apparence normale,
non insalubre, bonne pour la consommation, quand
ils sont saignés et travaillés à temps, quand ils sont
sacrifiés avant l'apparition d'une fièvre intense,
avant l'aggravation de la maladie, avant l'emploi de
certaines médications. Mais, lorsque les animaux
ont été saignés trop tard, lorsqu'ils ont été sacrifiés
in extremis, après que la fièvre était devenue intense, la viande a un aspect anormal, est d'une conservation plus malaisée, et peut être plus ou moins
insalubre, ainsi qu'en témoignent les empoisonnements plus ou moins graves observés maintes fois
sur des personnes. Outre le danger qui résulte des
matières toxiques, qui peuvent imprégner les viandes
flévreuses, il est avéré : que les viandes qui proviennent d'animaux, même sains, mais incomplètement saignés, d'animaux non saignés, d'animaux

saignés au moment où ils allaient succomber, ou saignés après la mort, d'animaux fatigués, surmenés, d'animaux morts d'accidents, asphyxiés, suffoqués, étranglés, foudroyés, etc., d'animaux paralysés, d'animaux morts de maladie ou abattus **dans** le cours d'une maladie grave, etc., sont plus **sujettes** à se décomposer rapidement, à cause de la plus ou moins grande quantité de sang qui les imprègne, et qui les constitue à l'état de milieu plus propice au développement des germes aériens ; que les viandes les mieux saignées, les plus exsangues, sont celles qui, toutes choses égales d'ailleurs, se conservent le mieux.

Il y a lieu de distinguer les viandes simplement saigneuses (provenant d'animaux mal saignés, d'animaux morts d'accidents et incomplètement saignés) et les viandes saigneuses et fiévreuses (provenant d'animaux malades, d'animaux atteints de maladies fébriles, de surmenage, etc.); les unes sont simplement d'une conservation plus ou moins difficile ; les autres sont aussi d'une conservation difficile, et de plus elles sont plus ou moins insalubres par les poisons (produits de désassimilation, leucomaïnes, toxines) qui les imprègnent. Pour celles qui sont simplement saigneuses, il y a lieu de se montrer plus tolérant, si elles n'ont pas déjà subi un commencement de décomposition.

1° Viandes simplement saigneuses. — Ces viandes proviennent d'animaux mal saignés par des ouvriers inhabiles ou d'animaux qui ont été victimes de quelque accident (qui ont été écrasés, traumatisés, asphyxiés, étranglés, noyés, foudroyés, etc.) plus ou moins grave, et qui ont été saignés trop tard, au moment de la mort ou après la mort. La viande d'animaux morts d'accidents, et qui n'ont pas été saignés à temps, ne doit pas être livrée à la consommation ; elle est profondément saigneuse et partant trop facilement altérable. Mais, malgré la facilité et la rapidité avec laquelle elles éprouvent la décomposition, les viandes simplement saigneuses ne doivent pas être réputées toutes insalubres. Les animaux victimes d'accidents (écrasés, traumatisés, asphyxiés, noyés, étranglés, foudroyés, assommés, suffoqués...) donnent une viande salubre, peu ou pas saigneuse, quand ils ont été saignés et éventrés aussitôt ; lorsque la saignée et l'éviscération n'ont pas été pratiquées immédiatement, la viande doit être saisie.

L'inspecteur doit se montrer plus ou moins sévère suivant qu'il s'agit de viandes qu'il voit préparer, ou de viandes qui lui sont soumises toutes préparées (viandes foraines), introduites après avoir été préparées en l'absence de toute inspection. A l'abattoir, lorsque le cadavre entier lui est soumis, l'inspecteur constate l'état extérieur, assiste à l'autopsie, vérifie l'état des viscères, reconnait la nature de l'accident, et peut juger en toute connaissance de cause si la viande, quoique saigneuse, l'est à un faible degré, si l'animal duquel elle provient n'est atteint d'aucune maladie grave, d'aucun accident de nature à la rendre dangereuse ; si d'ailleurs la saignée, bien qu'imparfaite, a été pratiquée à temps au moment de la mort ou tout de suite après, l'inspecteur se montrera tolérant, laissera livrer la viande à la consommation ; et il pourra pousser la tolérance d'autant plus loin qu'il s'agira de viande devant être consommée de suite et sur place. Quand il s'agit de viandes foraines saigneuses, préparées en l'absence de tout contrôle, il convient de se montrer généralement sévère et de les saisir quel que soit le degré de *saigneux*, car l'examen étant forcément incomplet et ne pouvant pas permettre de reconnaître la cause de l'altération, on ne doit pas perdre de vue qu'une viande saigneuse peut provenir d'un animal atteint de quelque maladie grave, qui la rend dangereuse pour l'homme.

D'une manière générale, les bêtes qui périssent d'accidents, sans lésions organiques graves, ne doivent être livrées à la consommation publique qu'autant qu'un vétérinaire les aura visitées et aura assisté à l'autopsie. La viande de ces animaux est plus ou moins saigneuse, suivant que la saignée a été plus ou moins tardive, plus ou moins incomplète ; et la vente publique d'une semblable marchandise ne doit être tolérée qu'autant que son altération ne sera pas trop prononcée, qu'autant que la chair ne sera pas trop saigneuse, qu'autant que l'accident aura été constaté par le vétérinaire-inspecteur ou tout autre. Il arrive assez souvent aux inspecteurs d'observer, dans la pratique, des cas de ce genre, par suite de l'écrasement, dans les wagons, d'animaux, qui sont amenés à l'abattoir en mauvais état ou même à l'état de cadavre après avoir été saignés ; si les tissus ne sont pas trop saigneux, ils ne saisissent pas. Quant aux viandes venant du dehors, préparées en l'absence de tout contrôle, une plus grande sévérité est à conseiller.

Les viandes mal saignées se reconnaissent aux

caractères suivants, qui sont plus ou moins accusés : coloration foncée et réplétion sanguine du poumon et des viscères en général ; caillots noirâtres et mollasses dans les cavités droites du cœur et dans les gros vaisseaux ; réplétion des petits vaisseaux par un sang noirâtre ; infiltration et épanchement sanguins dans le tissu cellulaire (traumatismes), sous forme de taches, d'ecchymoses, etc.; coloration anormale, plus ou moins rougeâtre, des tissus en général, des muscles, de la graisse, du tissu cellulaire, des séreuses, des aponévroses, des tendons, des ligaments ; coloration anormale du tissu musculaire, variant du rouge plus ou moins foncé au rouge noirâtre ; imbibition sanguine du tissu cellulaire et des muscles, dont la coupe laisse échapper du sang ; consistance molle et odeur acide ou aigrelette de la chair, etc. A ces caractères s'en ajoutent d'autres, quand il s'agit de viandes saigneuses et fiévreuses (viandes d'animaux atteints de maladies diverses accompagnées de fièvre plus ou moins intense, viandes surmenées, médicamentées, empoisonnées, etc.).

2° Viandes fiévreuses. — Les viandes fiévreuses, qui peuvent offrir les caractères des viandes saigneuses, et qui en présentent d'autres plus ou moins accusés et variables suivant les états morbides, suivant le degré de fièvre des animaux qui les ont fournies, sont d'une conservation aussi et même plus difficile que les viandes simplement saigneuses ; elles sont en outre plus ou moins insalubres, à cause des substances toxiques (produits de désassimilation, leucomaïnes, toxines) qui les imprègnent. Ces viandes sont fournies par les animaux surmenés, par les animaux atteints de maladies graves, non infectieuses ou infectieuses, accompagnées de fièvre plus ou moins intense.

A. Viandes d'animaux fatigués, surmenés. — La fatigue, le surmenage des animaux, résultant d'une station debout prolongée dans les wagons ou les navires de transport, d'une marche excessive, d'une course désordonnée ou trop prolongée (animaux transportés, animaux marchant à étapes forcées, animaux échappés et poursuivis, taureaux combattus...), influent sur l'aspect, la qualité et la conservation de la chair. Aussi est-il indiqué d'engager les bouchers à laisser reposer les animaux fatigués avant de les abattre, quand il n'y a aucun danger pour leur vie. Les animaux fatigués, surmenés (fièvre de fatigue), tués avant d'être reposés, saignent incomplètement ; l'enlèvement de la peau laisse suinter en abondance le sang, qui s'échappe des vaisseaux sectionnés. Les animaux sacrifiés en plein surmenage, après une course folle, aussitôt après avoir été fatigués à l'excès, donnent une viande saigneuse et fiévreuse, qui s'altère très rapidement, et qui est insalubre à cause des produits de désassimilation qu'elle renferme. Les muscles fatigués changent de caractères physiques et chimiques, perdent de leur cohésion et de leur élasticité, sont plus ou moins intoxiqués par l'excès de produits de désassimilation qu'ils contiennent, se conservent moins bien et éprouvent rapidement la fermentation putride.

La viande des animaux tués en plein surmenage, en pleine fièvre de fatigue, se reconnaît aux caractères suivants : aspect plus ou moins saigneux et teinte rougeâtre plus ou moins foncée de la chair; hyperémie plus ou moins intense du tissu conjonctif, dont les fins vaisseaux sont restés plus ou moins gorgés de sang; quelquefois lésions traumatiques (accidents, animaux combattus) accompagnées de congestion, d'ecchymoses, d'hémorragies, d'infiltrations; muscle brunâtre, noirâtre, comme gommeux, gluant, collant aux doigts et à l'instrument tranchant, exhalant une odeur particulière, désagréable, aigrelette, souvent un peu éthérée, se montrant sec à la coupe, sans sérosité, sans jus; quelquefois infiltration séro-sanguinolente entre certains muscles, à la cuisse, sous l'épaule...; tissu spongieux des os et moelle osseuse plus foncés; injection des ganglions.

Bien que les gibiers forcés à la chasse donnent une viande parfois désagréable, bien que celle des animaux de boucherie qui ont été fatigués, surmenés, ne soit pas de première qualité, l'inspecteur se montrera tantôt tolérant et tantôt sévère; tolérant, quand il aura assisté à l'autopsie, quand il aura constaté l'inexistence de maladies graves, et quand la chair ne sera ni trop saigneuse, ni trop foncée, ni trop manifestement modifiée dans sa consistance, son odeur, etc., surtout quand elle devra être consommée de suite; sévère, quand il s'agira de viandes très manifestement saigneuses, noirâtres, molles, surtout quand il leur reconnaîtra un commencement de décomposition, surtout enfin quand il s'agira de viandes foraines.

B. Viandes d'animaux atteints de maladies ac-

compagnées de fièvre intense.—Toutes les maladies, quelle que soit leur nature, qui s'accompagnent (fièvre traumatique, maladies inflammatoires diverses, maladies infectieuses...) de fièvre intense, peuvent rendre la viande plus ou moins insalubre, surtout quand elles ont eu une certaine durée. Pourtant, des affections peuvent rendre la viande plus ou moins insalubre (saigneuse et fiévreuse), quoique étant de date récente; alors que d'autres, bien qu'accompagnées d'hyperthermie, et bien que de date moins récente, ne l'influencent pas au même degré ou ne l'influencent pas d'une façon manifeste. Ainsi, la viande peut ne pas être fiévreuse, quand elle provient d'animaux atteints de péripneumonie contagieuse avec hyperthermie plus ou moins accusée, tandis qu'elle l'est très manifestement, quand elle provient d'animaux atteints d'accidents de parturition, de météorisation...

On désigne par l'appellation de viandes fiévreuses principalement celles qui ont éprouvé certaines altérations indiquées ci-après, et qui proviennent d'animaux morts de maladie ou sacrifiés malades ou mourants de certaines affections graves. L'état fébrile, surtout quand il est prolongé, donne aux muscles une teinte anormale plus ou moins accusée de viande cuite ou de viande saumonée. Les maladies simplement inflammatoires, qui ne sont ni trop avancées, ni trop graves, ne rendent pas la viande insalubre; on peut la livrer à la consommation, quand elle est bien saignée, fraîche et en bon état de graisse. Les maladies localisées à certains organes, celles qui ne s'accompagnent ni d'une maigreur excessive, ni d'un état fébrile marqué, ne rendent pas la viande insalubre et saisissable ; on se contente de saisir les viscères malades. Quand l'occision a eu lieu avant l'aggravation de la maladie, avant l'apparition d'une fièvre intense, avant l'emploi de toute médication propre à communiquer aux tissus des propriétés nuisibles ou désagréables, les animaux atteints d'accidents, de maladies inflammatoires, et même ceux qui sont atteints de certaines maladies infectieuses ou virulentes, non transmissibles à l'homme, peuvent donner une chair d'apparence saine et bonne pour la consommation.

Les viandes fiévreuses sont de conservation difficile ; et elles sont insalubres à cause des produits de dénutrition (leucomaïnes toxiques), et des poisons microbiens dont elles peuvent avoir été imprégnées avant la mort, ou après la mort, par suite de leur envahissement par des microbes émigrés de l'intestin. Il aurait été reconnu toutefois que le trempage dans le vinaigre, avant la cuisson, rendait la viande, comme les champignons vénéneux, moins toxique et moins dangereuse. Lorsqu'une viande présentera, dans une certaine mesure, les caractères des viandes saigneuses et fiévreuses, l'inspecteur s'appliquera à en déterminer la cause si cela est possible. Pour les animaux préparés à l'abattoir il aura tous les éléments d'appréciation ; il les examinera avant l'abatage, il assistera à l'autopsie, il constatera les lésions des viscères et les caractères des tissus ; mais, en présence d'une viande fiévreuse, il est bon d'attendre, pour se prononcer, qu'elle se soit raffermie, les caractères devenant plus accentués et plus appréciables sur la viande rassise ou raffermie, refroidie... Pour les viandes foraines, introduites du dehors, en l'absence des viscères et d'un certificat d'origine et de salubrité, l'inspecteur devra s'en rapporter aux altérations qu'il rencontrera dans les muscles, dans les aponévroses, dans le tissu cellulaire, sur les séreuses, dans la graisse, dans les ganglions, dans le sang ; il pratiquera toutes les incisions, dissections, explorations, qu'il jugera utiles ; il se montrera sévère, quand aucun vétérinaire n'aura été appelé au moment de la préparation des viandes, et saisira celles qu'il trouvera saigneuses, fiévreuses, sans se préoccuper de découvrir la cause de l'altération pour justifier la saisie. Cependant il faut éviter les confusions et ne jamais perdre de vue qu'une viande peut être plus ou moins influencée dans son aspect par la façon dont elle a été préparée, travaillée, appropriée, emballée ; si des viandes malades peuvent emprunter un aspect trompeur à la préparation et à l'appropriation dont elles ont été l'objet, celles qui, étant saines, ont été mal appropriées, emballées trop chaudes, mal couvertes, etc., peuvent s'altérer plus ou moins durant le transport ou dans la boutique du boucher ; elles peuvent devenir ternes, grisâtres dans certaines parties, le péritoine peut devenir terne et gluant ; mais en pareil cas on ne trouve pas les altérations des viandes fiévreuses, surtout si l'on a soin de pratiquer des incisions en vue de s'assurer de l'état des parties profondes. On ne saurait davantage prendre pour des lésions de maladie la teinte imprimée aux séreuses par le contact ou le séjour prolongé du poumon, du foie, dans les cavités.

Les viandes fiévreuses, provenant d'animaux saignés dans le cours de maladies accompagnées de fièvre plus ou moins intense, se reconnaissent, à défaut des viscères, aux caractères suivants, qui peuvent être plus ou moins prononcés : aspect plus ou moins saigneux de leur ensemble ; hypostase cadavérique, avec teinte violacée sur certains points de la plèvre costale, et avec suffusions sanguines sous l'épaule correspondante, dénotant le côté sur lequel l'animal est resté couché avant d'être préparé pour la boucherie ; aspect terne, blafard, sale, livide, des plèvres et du péritoine (notamment sur la portion charnue du diaphragme), qui sont humides et gluants, et qui peuvent être congestionnés, ecchymosés, couverts de lésions ; congestion ou réplétion du système capillaire, qui renferme un sang noirâtre, dont la coloration change peu ou pas au contact de l'air ; injection, rougeur et mollesse de la graisse ; hypostases, arborisations, ecchymoses, suffusions sanguines, infiltrations séro-sanguinolentes, injection sanguine, œdèmes roussâtres, dans le tissu conjonctif sous-cutané et intermusculaire, au grasset, sous l'épaule, et ailleurs ; mollesse, flaccidité, décoloration, et parfois ecchymoses des muscles, qui sont quelquefois gommeux et collent aux doigts ; coupe des muscles plus humide, laissant suinter en plus ou moins grande quantité un jus ambré, et permettant de percevoir une odeur spéciale plus ou moins accusée, aigrelette, dite *odeur de fièvre*, appréciable surtout dans les muscles de la région crurale interne et sous l'épaule ; coloration générale des muscles, variable suivant les espèces, ordinairement d'un gris terne ou rouge peu foncé chez les adultes, rouge clair chez le cheval ; teinte pâle, terne et livide des muscles, se modifiant rapidement au contact de l'air, devenant rouge pâle acajou comme un rosbif cuit à point, d'où le nom de viande cuite ou de viande saumonée ; coupe des muscles du plat de la cuisse et de la région sous-scapulaire à teinte brun terne, terreuse, devenant rouge-saumon ou acajou à l'air ; teinte terne, terreuse, brun terne ou cuite des muscles sous-lombaires et ilio-spinaux ; quelquefois lisières ou lividités cadavériques sur certains muscles (muscles de la cuisse, pectoraux), qui, incisés transversalement, présentent sur la périphérie un ton gris tranchant sur le centre, qui est d'une nuance rouge ou rose ; quelquefois exsudation séro-gélatiniforme plus ou moins rougeâtre, rencontrée en incisant profondément les masses musculaires de la cuisse et d'autres régions ; injection et tuméfaction des ganglions, et autres altérations de ces organes, variables suivant les maladies ; teinte plus foncée des sections osseuses et de la moelle osseuse, etc.

Ce qui précède touchant les viandes fiévreuses s'applique à tous les animaux de boucherie, non au mouton, dont la viande conserve une teinte assez foncée même dans l'état fébrile grave. La chair du cheval atteint d'une maladie fébrile grave prend une teinte rouge clair, au lieu d'être rouge brunâtre ou couleur de rouille ; elle présente des infiltrations, etc. Il arrive parfois d'ailleurs que les caractères précités font plus ou moins complètement défaut ; l'aspect des viandes fiévreuses est variable non seulement suivant le mode de préparation, mais encore suivant les maladies. Les viandes manifestement fiévreuses doivent être saisies ; et il convient de se montrer beaucoup plus sévère en présence de viandes forai-

nes ; tandis qu'on peut être plus tolérant pour celles
qui sont préparées à l'abattoir, quand elles sont peu
fiévreuses et proviennent d'animaux atteints de maladies non dangereuses pour l'homme.

Sans entrer dans l'énumération des maladies
diverses qui peuvent rendre la viande fiévreuse, il
convient d'en rappeler quelques-unes, qui peuvent
lui imprimer, en outre des caractères précités, des
signes particuliers.

*a. Viandes d'animaux atteints d'indigestion avec
météorisme plus ou moins accusé.* — Les animaux
atteints d'indigestion avec météorisation peuvent
donner une viande normale ou quasi normale, bonne
à consommer, lorsqu'ils sont sacrifiés à temps, saignés, éventrés et travaillés de suite. Mais, lorsque
les animaux ont été saignés mourants ou venant de
mourir, et lorsqu'ils n'ont pas été éventrés de suite,
la viande est insalubre et s'altère promptement, elle
se reconnaît aux caractères suivants : caractères des
viandes saigneuses et fiévreuses, aspect saigneux ;
infiltrations ; aspect plus ou moins fiévreux et cuit
de la viande ; aspect blafard, lavé, cadavérique, des
aponévroses et du tissu cellulaire ; lividité des séreuses ; abondant suintement de sérosité sangui-
nolente à l'incision des muscles de la cuisse, etc. ;
odeur excrémentitielle ou de fumier, perceptible
surtout à la coupe et au voisinage du péritoine.

*b. Viandes d'animaux ayant eu des accidents
de parturition.* — Les accidents de parturition, tels
que part laborieux, rétention et putréfaction du
fœtus ou des enveloppes, renversement de la ma-

trice, métrite, métro-péritonite, peuvent rendre, quand ils sont graves, fiévreuse et insalubre la viande, qui est alors reconnaissable, à défaut des organes, aux signes suivants : coloration plus foncée des muscles, aspect plus ou moins saigneux des tissus; odeur aigre et acide de la chair, qui reste molle et humide; aspect blafard de la partie charnue du diaphragme; arborisation, inflammation, aspect livide et teinte violacée du péritoine; ecchymoses, congestion, infiltrations dans le bassin ; épaississement et infiltration du ligament sacrosciatique, lésions sanguinolentes et produits épanchés dans la pointe de l'ischium.

c. Viandes d'animaux atteints de fièvre vitulaire. — La fièvre vitulaire à son début peut laisser la viande normale et non insalubre, quand les animaux sont convenablement saignés. Mais il y aura lieu à saisie quand la viande sera saigneuse, fiévreuse, et offrira les caractères suivants : aspect plus ou moins saigneux et fiévreux ; traces d'inflammation et d'infiltration dans le bassin ; congestion et turgescence des mamelles; décoloration de la chair, qui est plus ou moins infiltrée, comme cuite ; odeur de fromage fort, qui se dégage des muscles de la cuisse, quand on les incise.

d. Viandes d'animaux paralysés. — Les viandes d'animaux paralysés ne sont pas absolument inutilisables, surtout quand les animaux ont été sacrifiés avant d'avoir été médicamentés et peu de temps après l'apparition de la maladie, surtout quand la fièvre n'a pas eu le temps de communiquer aux tissus l'aspect saigneux ou fiévreux. Quand la paralysié date de quelque temps, quand il y a de la fièvre, quand un traitement plus ou moins énergique a été mis en œuvre, quand les animaux sont restés couchés plusieurs jours, ils ne doivent pas être reçus à l'abattoir, et leur viande introduite en ville après avoir été préparée au dehors doit être saisie. La viande des animaux paralysés, qui doit être saisie, se reconnaît aux caractères suivants : aspect plus ou moins saigneux; arborisations dans le tissu cellulaire; infiltrations, épanchements sanguinolents et ecchymoses dans le tissu sous-cutané et intermusculaire, dans les muscles sous-lombaires et dans les muscles du côté sur lequel l'animal était resté couché; gangrènes locales ou escarres produites par le décubitus; coloration foncée brunâtre ou noirâtre des muscles, qui restent mollasses, gommeux, et collent aux doigts; quelquefois, en cas de paralysie ancienne, décoloration, infiltration, induration ou ramollissement de certains muscles du train postérieur; quelquefois nécrobiose ou mortification de certains muscles, reconnaissables à leur coloration grisâtre ou jaunâtre, avec ou sans inflammation éliminatrice ; teinte blafarde du péritoine.

e. *Viandes d'animaux atteints de pyohémie, de pleuropneumonie septique, de coryza gangreneux, etc.* — Les veaux atteints d'omphalo-phlébite avec arthrites suppurées et endocardite infectieuse, de pyohémie, de pleuropneumonie septique, d'entérite diarrhéique, etc., donnent une viande insalubre, saigneuse, fiévreuse, qui doit être saisie. En cas de coryza gangreneux au début, lorsque les viscères sont encore indemnes de lésions, et lorsque les muscles paraissent normaux, la viande peut être livrée à la consommation ; mais elle doit être saisie comme insalubre, quand la maladie a pris une allure septicémique, quand il s'est produit des lésions dans les viscères, quand les tissus sont devenus rougeâtres, friables, infiltrés, etc.

f. *Viandes d'animaux empoisonnés, médicamentés.* — Les animaux empoisonnés accidentellement ou intentionnellement par certaines plantes, par certaines denrées, par des poisons ou des médicaments, ne doivent pas être livrés à la consommation, quand ils sont morts de l'empoisonnement et n'ont été saignés qu'au moment de la mort ou après la mort ; d'ailleurs, la viande est alors plus ou moins saigneuse ou fiévreuse. Mais dans bien des cas, les animaux, qui sont sous le coup d'un empoisonnement, peuvent fournir une viande normale et nullement insalubre, quand ils n'étaient pas malades antérieurement, s'ils ont été sacrifiés à temps et saignés convenablement.

Ainsi, il a été reconnu : que la viande d'animaux empoisonnés par des plantes vénéneuses (mercuriale, œnanthe, etc.) n'est pas dangereuse, quand les sujets ont été sacrifiés à temps pour que la saignée ait pu être complète ; que la viande des animaux, dans la ration desquels on fait entrer l'arsenic pour favoriser leur engraissement, n'est pas dangereuse pour le consommateur ; que le lait, le foie, le poumon, la rate, les reins, les centres nerveux, les muscles d'animaux soumis plusieurs mois à des doses quotidiennes modérées d'arsenic n'en contiennent que des quantités trop minimes pour être nuisibles ; que la viande d'animaux empoisonnés par la noix vomique, la strychnine, l'ésérine, la vératrine, la pilocarpine, la morphine... est inoffensive pour le consommateur, homme ou animal ; que les doses thérapeutiques de ces alcaloïdes ne peuvent pas rendre la viande dangereuse ; que le traitement avec n'importe quel médicament ne peut jamais rendre la viande nuisible, et que le rejet de la consommation n'est justifié qu'autant que la viande est fiévreuse ou a subi quelque altération.

Pourtant, on admet généralement que la viande doit être rejetée de la consommation : quand l'empoisonnement est grave ; quand la saignée a été imparfaite ; quand la viande est restée saigneuse, fiévreuse.

En l'absence de tout renseignement, il est très difficile de reconnaître ou de soupçonner un empoisonnement : en dehors des substances toxiques qui communiquent à la viande une odeur spéciale, les poisons ne peuvent être décelés que par l'analyse chimique. Fort heureusement que les inspecteurs se trouvent rarement en présence de viandes empoisonnées ; fort heureusement aussi que la viande n'est pas dangereuse quand elle n'est ni saigneuse ni fiévreuse ; fort heureusement enfin que, lorsqu'il s'agit d'empoisonnements graves, les viandes offrent les caractères plus ou moins accusés des viandes saigneuses ou fiévreuses.

En résumé, saisir les viandes empoisonnées ou médicamentées, qui sont saigneuses ou fiévreuses, ou odorantes, exhalant une odeur très accusée et très persistante de substances toxiques ou médicamenteuses, et laisser livrer à la consommation celles qui n'ont aucun de ces caractères, telle est la ligne de conduite à suivre.

g. *Viandes d'animaux morts de maladies.*—Les viandes d'animaux morts naturellement d'une maladie quelconque ne peuvent jamais être livrées à la consommation (art. 27, L. 21 juin 1898). Outre les traces plus ou moins visibles des médications employées, outre les lésions des viscères, ces viandes se reconnaissent aux caractères suivants : aspect saigneux des tissus et caractères des viandes fiévreuses; réplétion sanguine des vaisseaux; imbibitions, infiltrations, hypostases, injection, arborisation du tissu conjonctif; absence de la graisse, qui a une teinte vineuse, quand il en reste; tons sales et livides sur le diaphragme et le petit oblique de l'abdomen; arborisations au grasset; pâleur ou coloration foncée des plèvres, teinte violacée du péritoine; ecchymoses sur les séreuses; injection des aponévroses; altération plus ou moins profonde des muscles; mollesse, flaccidité, humidité, décoloration, lividité, aspect terreux, macéré, cuit, saumoné, trouble, sale, lavé, des muscles, qui exhalent une odeur aigrelette ou putride; teinte pâle et terreuse de la coupe de certains muscles (muscles pectoraux, sous-lombo-tibial, etc.) sur le bord, tandis que le milieu offre une coloration plus rouge; aspect jaune pâle, lavé et sans brillant de la coupe des muscles de la cuisse (veau); ecchymoses musculaires; altération des ganglions, qui peuvent se montrer hypertrophiés, congestionnés, infiltrés, ramollis... (grande importance de les rechercher et de les examiner). Dans tous les cas, il faut se montrer sévère ; et l'altération des ganglions sur une viande foraine doit faire soupçonner l'existence d'une affection grave et entraîner la saisie ; d'ailleurs, il faut toujours éliminer de la consommation la chair des animaux morts naturellement (maladie, empoisonnement, accident) sans effusion de sang.

CHAPITRE VII

VIANDES D'ANIMAUX ATTEINTS DE MALADIES VIRULENTES

Les maladies virulentes, prévues par la législation sanitaire, sont, les unes non transmissibles à l'homme, les autres transmissibles à l'espèce humaine. Celles qui ne se transmettent pas à l'homme ne doivent, en principe, faire exclure de la consommation la chair des animaux malades qu'autant que l'affection leur a communiqué les caractères des viandes saigneuses ou fiévreuses. Cette règle est d'ailleurs admise dans la loi sanitaire, à propos de certaines affections (péripneumonie, pneumo-entérite); mais cette distinction est proscrite à l'encontre de certaines maladies (peste bovine, rouget du porc) non transmissibles à l'espèce humaine. D'autre part, certaines affections (fièvre aphteuse, tuberculose), quoique transmissibles à l'homme, n'entraînent pas toujours la saisie; mais il en est d'autres (morve, charbon bactéridien), qui doivent toujours entraîner la saisie, parce qu'elles rendent la viande dangereuse à manipuler et à consommer. En résumé, les viandes doivent toujours être saisies, quelle que soit la maladie virulente, si elles sont saigneuses ou fiévreuses; quand les viandes ont un aspect et des caractères normaux, la saisie ne doit être pratiquée qu'autant qu'elles sont dangereuses à consommer ou à manipuler, qu'autant que le virus les imprègne.

9.

I. — Peste bovine.

La loi sanitaire (art. 14, L. 21 juillet 1881, et art. 42, L. 21 juin 1898) prohibe la consommation des cadavres des animaux morts ou abattus pour cause de peste bovine ; et cette prohibition est motivée par le danger de dissémination de la maladie. La peste bovine n'est pas transmissible à l'homme, qui pourrait consommer la chair des animaux atteints sans danger pour sa santé, comme cela a été pratiqué pendant certains sièges (Strasbourg, 1815 ; Paris, 1870-1871) ; mais, en dehors de circonstances semblables, il convient, comme la loi l'exige, et en vue d'éviter la dissémination des germes de l'affection, de prohiber ou tout au moins de réglementer l'utilisation de la viande provenant d'animaux malades, sans distinction entre les cas graves et les cas bénins. Il y a même lieu de prohiber ou tout au moins de réglementer l'utilisation et le colportage des viandes provenant d'animaux simplement suspects, ainsi que l'exigent les articles 12, 13, 15 du décret du 22 juin 1882. L'article 15 parle en effet des cadavres des animaux abattus comme suspects, dont les chairs et les débris n'ont pas été utilisés ; et l'article 12 dit que les chairs des animaux, abattus pour avoir été seulement exposés à la contagion, ne pourront être colportées que, dans les conditions qui seront déterminées par le ministre de l'Agriculture.

En 1871-1872, on a permis, en l'entourant de précautions minutieuses, l'utilisation et même le colportage des viandes d'animaux abattus en cours de maladie. C'est ce qui pourrait encore se faire le cas échéant, après autorisation et réglementation ministérielle, si une épizootie de peste bovine englobait une étendue considérable de pays. Mais il ne saurait jamais être question d'utiliser les animaux gravement atteints, dont la chair aurait les caractères des viandes fiévreuses. Dans tous les cas, il devra en être référé au ministre, même pour l'utilisation des bovins simplement suspects. Les viandes devraient être emballées après refroidissement, enveloppées de linges et placées dans des corbeilles; les véhicules servant au transport seraient diposés de façon à ne laisser tomber aucune partie solide ou liquide, et seraient soigneusement désinfectés, ainsi que les linges et les corbeilles, après le transport; les personnes employées à leur chargement et déchargement seraient soumises à la désinfection; d'ailleurs, les préfets et les maires, sur l'avis des vétérinaires, prescriraient toutes les précautions et les mesures jugées utiles pour éviter la contagion.

II. — Morve et farcin. Dourine.

La loi sanitaire (art. 14, L. 21 juillet 1881, et art. 42, L. 21 juin 1898) prohibe avec raison l'utilisation de la viande d'animaux solipèdes atteints d'*affection farcino-morveuse*. La maladie ne pouvant être reconnue en l'absence des viscères, et les viandes pouvant être dangereuses à manipuler et à consommer, il convient que les animaux solipèdes soient toujours inspectés vivants et aussitôt après l'abattage, alors que tous les viscères peuvent être explorés ; il sera ordinairement facile à l'inspecteur de reconnaître, dans ces conditions, l'existence de la morve ou du farcin ; et il devra impitoyablement saisir l'animal entier toutes les fois qu'il aura constaté l'existence de l'affection farcino-morveuse.

Il arrive assez souvent que, au lieu de rencontrer les lésions caractéristiques de l'affection, l'inspecteur constate des lésions douteuses dans les viscères, dans le poumon, dans le foie, des nodules enkystés avec ou sans centre caséeux, des nodules crétacés, etc., qui peuvent être de nature morveuse ou de nature différente. Dans ces cas, l'inspecteur doit se montrer sévère et saisir quand il n'est pas sûr que la lésion est de nature non morveuse. Toutefois, en se plaçant au point de vue de la police sanitaire, le propriétaire a le droit de contester le diagnostic du vétérinaire inspecteur ; et, quand la nature morveuse des lésions de l'animal saisi n'est pas sûrement établie, l'écurie d'où provient l'animal ne saurait d'emblée être déclarée infectée ; une visite sanitaire y sera faite, et, suivant ses résultats, on agira en conséquence. Il va sans dire qu'on devra également exclure de la consommation les animaux autres que les solipèdes, les chèvres et les moutons, qui présenteraient des signes de morve.

La viande des animaux solipèdes atteints de *dourine* ne doit pas être livrée à la consommation (art. 14, L. 21 juillet 1881 ; art. 42, L. 21 juin 1898, et art. 13, Déc. 12 nov. 1887).

III. — Rage.

La loi prohibe formellement (art. 14, L. 21 juillet 1881, et art. 42, L. 21 juin 1898) l'utilisation de la viande des animaux morts ou abattus comme atteints de rage. Cette viande n'est reconnaissable à aucun signe particulier, et l'inspecteur en est réduit à une appréciation basée sur les caractères généraux des viandes malades, saigneuses ou fièvreuses, toutes les fois qu'il n'a pas vu l'animal en vie, toutes les fois qu'il n'a aucun renseignement sur ses antécédents, toutes les fois qu'il n'a pas vu le cadavre entier avec les viscères. La viande des animaux enragés, une fois cuite, serait inoffensive au point de vue de la contagion ; mais elle peut contenir des substances toxiques, et puis le nom seul de la maladie effraye à un tel point les populations qu'il est parfaitement rationnel d'en prohiber la consommation.

Notre législation (art. 55, Déc. 22 juin 1882) prohibe l'utilisation de la viande des animaux suspects (mordus par des chiens enragés) ; il y a là une rigueur excessive, qui n'est pas justifiée, et qui porte une atteinte considérable aux intérêts des propriétaires. Il serait préférable, et nullement anti-hygiénique, de laisser vendre pour la boucherie les herbivores mordus, dans les premiers jours qui suivent la morsure ; car le système actuel, entraînant de trop grandes pertes pour les propriétaires, en amène certains à ne pas faire la déclaration et à se débarrasser secrètement de leurs animaux. Il arrive alors que ceux qui ont obéi à la loi sont plus maltraités que ceux qui l'ont sciemment transgressée. D'ailleurs, la réglementation existante est encore irrationnelle en ce qu'elle permet la vente après six semaines de surveillance, après ce laps de temps la maladie pouvant encore éclore et étant parfois près d'éclore.

IV. — Charbon bactéridien.

La viande des animaux morts ou abattus en cours de fièvre charbonneuse ne doit jamais être livrée à la consommation (art. 14, L. 21 juillet 1881; art. 42, L. 21 juin 1898; L. 27 mars 1851); elle est doublement dangereuse, dangereuse à manipuler et susceptible de transmettre la pustule maligne à l'homme, dangereuse à ingérer, car insuffisamment cuite, ou même cuite, elle peut donner le charbon, quand des spores s'y sont formées, car, rendue non virulente par la cuisson, elle peut contenir des toxines et offrir les inconvénients des viandes fiévreuses. En vain objecterait-on l'habitude des populations des pays à charbon d'utiliser pour leur consommation la viande des moutons et des bœufs charbonneux, pour prétendre que la cuisson fait disparaître le danger; car elle peut ne pas l'effacer tout à fait, soit qu'elle demeure incomplète, soit que des spores aient eu le temps de se former; et d'ailleurs il reste toujours le danger de la manipulation.

La vente de viande charbonneuse, prohibée avec raison par la loi sanitaire, constitue d'autre part un délit, qui tombe sous l'application, non seulement des sanctions pénales de ladite loi sanitaire, mais aussi de celles de la loi du 27 mars 1851. En 1876, le tribunal correctionnel de Chartres condamnait un propriétaire et un boucher, l'un pour avoir vendu de la viande charbonneuse et l'autre pour l'avoir achetée afin de la revendre.

Les vétérinaires inspecteurs doivent être très attentifs, très prudents et très circonspects ; ils ne doivent pas laisser, faute d'inspection suffisante, livrer à la consommation une viande charbonneuse, car leur responsabilité serait engagée en cas d'accidents ; ils doivent saisir les viandes reconnues sûrement charbonneuses et même celles qui sont légitimement soupçonnées telles ; toutefois, pour conclure à des poursuites, ou à l'application des mesures édictées, il faut qu'ils aient établi un diagnostic certain.

Les caractères des viandes charbonneuses sont généralement ceux des viandes fiévreuses. Sur le cadavre entier on devra soupçonner le charbon, quand on saura que l'animal provient d'un pays où sévit la maladie, et lorsque l'ensemble des tissus et des organes présentera plus ou moins accusées des lésions congestionnelles et hémorragiques (congestion avec ecchymoses, dans le tissu sous-cutané, sang noirâtre, incoagulé, congestion des ganglions, de la rate, du poumon, du foie, des reins, etc., etc.). Sur les quartiers et les morceaux introduits du dehors, on devra soupçonner le charbon, quand le pays d'origine sera ravagé par cette maladie, et lorsque la viande présentera plus ou moins accusés les caractères suivants : congestion, ecchymoses, hémorragies ; caractères des viandes saigneuses et fiévreuses plus ou moins accusés ; aspect plus ou moins saigneux de l'ensemble, congestion et ecchymoses dans le tissu conjonctif, sang noirâtre, incoagulé, poisseux, dans les vaisseaux ; ecchymoses dans les muscles, qui peuvent avoir plus ou moins accusée la teinte rose saumoné ; viande fiévreuse, molle, ecchymosée, infiltrée, à odeur de fièvre ; ganglions hyperémiés, hypertrophiés, noirâtres, infiltrés, ramollis ; injection et ecchymoses sur la plèvre et le péritoine...

Mais la viande des animaux charbonneux peut varier beaucoup dans son aspect, suivant que l'animal a été plus ou moins bien saigné et préparé, suivant qu'il a été sacrifié au début ou à la fin de la maladie. Elle peut offrir les caractères des viandes mortes ou malades sur les muscles de la cuisse, à la fesse, sous l'épaule, au bassin, sur les plèvres, sur le péritoine et le diaphragme. Elle est plus ou moins saigneuse, plus ou moins rougeâtre, jaunâtre, brunâtre ou lavée, plus ou moins molle, plus ou moins friable, plus ou moins ecchymosée, infiltrée et parsemée de points hémorragiques, elle a une graisse plus ou moins teintée en rouge ; elle peut présenter, à des degrés très variables, des infiltrations séro-sanguinolentes et une décoloration du tissu musculaire à la cuisse, à l'épaule, sous l'épaule, dont les muscles peuvent prendre une teinte saumonée au contact de l'air ; elle peut offrir parfois une teinte plombée sur la coupe et une teinte marbrée de gris terreux et de rouge ; elle ne présente quelquefois que des lésions insignifiantes, surtout lorsque les animaux ont été sacrifiés de bonne heure, aussi convient-il d'examiner très attentivement, surtout les ganglions.

Les seuls moyens d'établir sûrement le diagnostic sont l'examen bactériologique et l'inoculation à des animaux (cobayes, lapins) réactifs. Les résultats de l'inoculation se faisant attendre trop longtemps, en matière d'inspection des viandes, c'est l'examen bactériologique, qui, permettant de se prononcer rapidement, doit surtout être préconisé. L'examen bactériologique avec ou sans coloration permet généralement de voir nettement les bactéridies et d'asseoir sûrement le diagnostic, quand il est fait à temps, avant que la chair ait été envahie par des microbes putréfactifs plus ou moins semblables aux bactéridies, et avant que les bactéridies se soient transformées en spores. Les préparations seront faites de préférence avec des produits qui n'ont pas eu le contact immédiat de l'air, avec le sang des vaisseaux ou des hémorragies, avec les produits exsudés, avec le produit des taches, des ecchymoses, avec le produit raclé sur la coupe des ganglions, etc.

Lorsqu'un premier examen bactériologique aura été négatif, il conviendra d'en faire un second et même un troisième. Si l'examen bactériologique laisse planer l'incertitude sur le diagnostic, ce qui peut arriver quand la mort remonte à une certaine date, lorsque les bactéridies se sont détruites ou transformées en spores, lorsque se sont développés des microbes aériens plus ou moins semblables aux bactéridies, il y aura lieu tout de même de saisir la viande; mais alors il conviendra de recourir à l'inoculation afin d'avoir la certitude, en vue de l'application des mesures sanitaires, et en vue de légitimer des poursuïtes.

V. — Charbon symptomatique.

Bien que le charbon symptomatique ne se transmette pas à l'homme, la viande des animaux qui en sont atteints ne doit pas être livrée à la consommation (art. 14, L. 21 juillet 1881 ; art. 4, Arr. min. 28 juillet 1888 ; art. 42, L. 21 juin 1898) ; elle est imprégnée de toxines, elle est plus ou moins fiévreuse. On la reconnait aux caractères suivants : tumeur spécifique, absolument caractéristique, quand elle existe ; odeur spéciale de beurre rance, plus ou moins accusée, ordinairement dégagée par la viande des charbonneux (et aussi par celle des septicémiques), qui peut être emphysémateuse, crépitante par places ; muscles parfois parsemés d'infarctus hémorragiques, brunâtres ou noirâtres par places ; coloration brun-chocolat de la section du rachis ; bactérie pathogène avec ses caractères spéciaux, visible dans les préparations faites avec la pulpe de muscle malade ; non-inoculabilité au lapin.

VI. — Rouget.

La viande des porcs tués en cours de rouget pourrait sans danger être livrée, comme jadis, à la consommation, quand elle se présente avec des caractères normaux, quand elle n'est ni saigneuse, ni fiévreuse, ni étique, ni infiltrée ; l'article 16 de l'ar-

·rêté ministériel du 28 juillet 1888 en autorisait l'utilisation avec raison, en la subordonnant à la permission du maire délivrée sur l'avis du vétérinaire
sanitaire, et en ordonnant la destruction des viscères. Mais l'article 42 de la loi du 21 juin 1898,
reproduisant malencontreusement une disposition
déjà édictée par l'article 16 du décret du 12 novembre 1887, prohibe d'une manière absolue l'utilisation de la viande des porcs sacrifiés en cours de
rouget. Cette viande, qui est fiévreuse et saigneuse
en cas de rouget grave, peut être normale, non insalubre et non reconnaissable en l'absence des organes
lésés, quand il s'agit d'animaux tués au début de
l'affection et convenablement préparés.

VII. — Péripneumonie contagieuse. Clave-lée. Fièvre aphteuse. Gale. Pneumo-enté-rite infectieuse.

Notre législation sanitaire, qui prohibe l'utilisation
de la viande des animaux morts d'une maladie contagieuse quelconque, permet, dans certains cas et
sous certaines conditions, l'utilisation de la viande
des animaux atteints de péripneumonie, de clavelée,
de fièvre aphteuse, de gale, de pneumo-entérite.

La viande des animaux bovins atteints de péripneumonie contagieuse, n'étant pas dangéreuse
pour l'homme, et ne présentant les caractères des
viandes fiévreuses qu'autant que l'affection est déjà
ancienne, très grave, ou compliquée, peut, dans la
pluralité des cas, être livrée à la consommation, sous
certaines conditions, et moyennant certaines précau-

tions (art. 14, L. 21 juillet 1881 ; art. 42-43, L. 21 juin 1898 ; art. 23, 26, Déc. 22 juin 1882). La chair des animaux abattus pour cause de péripneumonie et celle des animaux reconnus péripneumoniques à l'autopsie peuvent être livrées à la consommation publique en vertu d'une autorisation du maire, sur l'avis conforme du vétérinaire sanitaire. Il appartient donc à ce dernier d'apprécier la gravité de l'affection et de décider si la viande est salubre ou insalubre ; et il ne la considérera comme insalubre que si elle présente les caractères des viandes fiévreuses, qu'autant que la maladie était grave, déjà ancienne, compliquée de quelque autre affection, qu'autant qu'il y aura maigreur, étisie, etc. Dans les communes où il existe un abattoir inspecté, l'intervention personnelle du maire n'est pas nécessaire, le service d'infection appréciant et saisissant ou non. En tout cas, les poumons et autres viscères malades doivent être saisis et détruits, ou enfouis.

En résumé, la chair des animaux péripneumoniques est généralement belle et d'apparence normale ; elle ne doit être saisie qu'autant qu'elle est fiévreuse, ecchymosée, infiltrée, macérée, etc. Le colportage des viandes péripneumoniques devra se faire avec les mêmes précautions, déjà signalées à propos de la chair des animaux typhiques, quand il sera autorisé.

Relativement à la clavelée et à la fièvre aphteuse, même ligne de conduite à suivre que pour la péripneumonie (art. 14, L. 21 juillet 1881 ; art. 42, L. 21 juin 1898 ; art. 34, 36, 30 et 85, Déc. 22 juin 1882) : défense d'utiliser pour la consommation la viande des animaux morts de l'une ou de l'autre maladie, mais non prohibition de la consommation de la viande des animaux tués pendant le cours de l'affection.

L'article 34 du décret du 22 juin 1882 interdit bien de vendre les animaux malades de clavelée, sans excepter le cas où le propriétaire demanderait à les vendre pour la boucherie ; mais l'article 86 du même décret reconnait implicitement au propriétaire d'animaux claveleux ou galeux, saisis sur un marché, le droit de les livrer à l'abattoir ; il faut donc admettre que les bêtes atteintes de clavelée peuvent en tout temps être vendues pour l'abattoir (où elles seront conduites avec les précautions exigées) et leur viande être livrée à la consommation et colportée aux mêmes conditions que celle des animaux atteints de péripneumonie, lorsqu'elle sera reconnue salubre, lorsqu'elle ne sera ni fiévreuse, ni cachectique. On ne prohibera l'utilisation de la viande des animaux claveleux que s'il s'agit de la clavelée maligne, que si le tissu conjonctif sous-cutané et intermusculaire est infiltré, ecchymosé, le muscle mou, flasque, décoloré, la chair saigneuse, etc.

Quant à la fièvre aphteuse, bien qu'elle soit transmissible à l'homme, comme le virus siège principalement dans les téguments, l'utilisation de la viande des animaux malades est exempte de dangers. L'article 30 et l'article 85 du décret du 22 juin 1882 sont d'ailleurs formels ; les malades peuvent être vendus pour la boucherie, leur viande peut être livrée à la consommation publique et colportée aux mêmes conditions que celles des péripneumoniques et des claveleux toutes les fois que la maladie n'est pas grave, toutes les fois que les tissus n'offrent pas les caractères des viandes malades, saigneuses, fiévreuses, toutes les fois que la chair n'est pas fiévreuse, saigneuse, ecchymosée, infiltrée, molle, flasque, décolorée, etc.

Les peaux des bêtes claveleuses ou aphteuses seront désinfectées; et on saisira les organes qui seront le siège des lésions, pour les stériliser ou les détruire.

En ce qui concerne la gale du mouton et de la chèvre, qui est prévue comme affection contagieuse motivant l'application de mesures sanitaires, et qui n'entraine pas l'insalubrité de la viande, il résulte de l'examen des articles 40 et 86 du décret du 22 juin 1882 que le propriétaire peut être autorisé par l'administration municipale, sur l'avis du vétérinaire sanitaire, à vendre, en vue de la boucherie, les malades.

Relativement à la pneumo-entérite, il en est comme pour la péripneumonie (art. 16, Arr. min. 28 juillet 1888 ; art. 42-43, L. 21 juin 1898). La viande des porcs atteints de pneumo-entérite peut être salubre ou insalubre, non saigneuse et non fiévreuse ou saigneuse et fiévreuse, suivant le degré de gravité de l'affection. La consommation d'une pareille viande, devenue fiévreuse, a occasionné des dérangements. On devra saisir ou ne pas saisir suivant la gravité du mal : saisir, lorsque la maladie est grave et avancée, lorsque la viande est saigneuse, fiévreuse, congestionnée, rouge, ecchymosée, infiltrée, etc. ; laisser livrer à la consommation dans les autres cas, quand la maladie n'est pas grave, quand la viande est normale d'aspect, etc. Les porcs malades de pneumo-entérite peuvent être livrés à l'abattoir et utilisés pour la consommation publique, moyennant une autorisation du maire, sur l'avis du vétérinaire sanitaire ; on pourra interdire le colportage d'une pareille viande, pour en restreindre l'usage dans la localité infectée ; en tout cas, on ne laissera livrer à la consommation que les quatre quartiers, les viscères et abats devant être saisis, détruits, stérilisés.

VIII. — Tuberculose.

L'utilisation de la chair des animaux tuberculeux n'est pas prohibée d'une façon absolue. On sait : que les viandes tuberculeuses sont rarement virulentes ; qu'elles ne sont pas toxiques ; qu'elles sont bien peu dangereuses ; qu'aucun fait précis ne peut être invoqué pour établir qu'elles ont donné la maladie à l'homme ; qu'elles ne sont bacillifères qu'autant que la tuberculose est généralisée, et que leur ingestion ne saurait faire courir de sérieux dangers ; que leur valeur nutritive est la même que celle des viandes non tuberculeuses de qualité correspondante ; que leur ingestion après cuisson ne saurait provoquer ni la tuberculose ni une intoxication ; que leur stérilisation, quand il y a lieu, ne doit être demandée qu'à l'emploi de la chaleur, le froid, la dessiccation et la salaison ne les stérilisant pas, et les agents chimiques pouvant être dangereux ; qu'elle peut être obtenue par une cuisson convenable, l'ébullition l'assurant mieux que le grillage ; qu'il convient surtout de recommander la stérilisation par la cuisson à la vapeur sous pression ; que les viandes d'animaux tuberculeux, qui ne sont pas maigres à l'excès, devraient être utilisées pour la consommation, après stérilisation, quand elle est jugée nécessaire, comme cela se pratique en certains pays ; que, une fois stérilisées convenablement, elles pourraient être livrées telles quelles à la consommation courante ou être utilisées pour la confection de conserves.

On sait aussi que la viande de porc tuberculeux doit attirer l'attention plus encore que celle des bêtes bovines, parce qu'elle est plus souvent mangée crue. On sait d'autre part que la loi sanitaire ne vise que la tuberculose bovine, mais que les municipalités ont le droit de réglementer l'inspection et la saisie des viandes tuberculeuses des diverses espèces non visées par la loi sanitaire. On est enfin à peu près d'accord pour convenir : que la saisie, en vue de la destruction, ne s'impose que dans les cas de tuberculose aiguë et dans les cas de tuberculose généralisée ou accompagnée de consomption ; que, dans les autres cas, on doit laisser utiliser librement la viande ou la laisser utiliser après stérilisation, les organes malades devant toujours être saisis, dénaturés, détruits, etc.

Voici le régime qui est applicable en France aux viandes tuberculeuses des animaux bovins, d'après les articles 42, 43 de la loi du 21 juin 1898, d'après l'article 11 de l'arrêté ministériel du 28 juillet 1888 et d'après l'arrêté ministériel du 28 septembre 1896. La chair des animaux morts de tuberculose ne peut pas être livrée à la consommation ; mais celle des animaux reconnus tuberculeux à l'autopsie et celle des animaux abattus pour cause de tuberculose peuvent être livrées à la consommation, en vertu d'une autorisation spéciale du maire, sur l'avis conforme,

écrit et motivé, délivré par le vétérinaire sanitaire ;
dans les abattoirs inspectés régulièrement, les
viandes non saisies, et estampillées, peuvent être
utilisées sans autre condition. Il est prescrit de
rechercher et d'éliminer de la consommation, pour
les détruire, les organes tuberculeux, ainsi que
leurs dépendances anatomiques. Il est prescrit de
saisir la viande en totalité : 1° quand les lésions
tuberculeuses, même peu importantes, sont accompagnées de maigreur ; 2° quand des lésions tuberculeuses existent dans les muscles ou dans les ganglions des muscles, ou dans les os ; 3° quand il y a
tuberculose miliaire aiguë ; 4° quand la généralisation de la tuberculose se traduit par des éruptions
miliaires de tous les parenchymes et notamment
de la rate ; 5° quand il existe des lésions tuberculeuses importantes (?) à la fois sur les organes de
la cavité thoracique et sur ceux de la cavité abdominale. Il est prescrit de ne prononcer que des
saisies partielles, portant sur les parois costales ou
abdominales directement en contact avec les parties
malades de la plèvre ou du péritoine, quand la tuberculose est localisée à la cavité thoracique ou à la
cavité abdominale, quand les lésions, bien qu'existant dans la poitrine et l'abdomen, sont peu étendues (?) (dans l'un et l'autre cas il faut, bien entendu,
que la séreuse soit malade, sans quoi on saisit seulement les organes atteints) ; enfin, on ne doit faire
porter la saisie que sur les organes malades, quand le
poumon seul, ou le foie seul, ou le poumon et le foie
seuls, etc., sont le siège des lésions. Les viandes
saisissables (saisie totale ou partielle), qui sont suffisamment (?) grasses, peuvent être remises aux pro-

priétaires après stérilisation d'une heure dans l'eau bouillante, ou dans la vapeur sous pression, opérée à l'abattoir sous le contrôle du vétérinaire inspecteur. Actuellement, dans les abattoirs inspectés, les règles qui viennent d'être exposées sont appliquées ; et beaucoup d'inspecteurs interprètent avec raison ces règles dans le sens d'une large tolérance.

Les viandes foraines introduites sans les viscères, par morceaux ou par quartiers, bien que provenant d'animaux atteints d'une tuberculose qui les eût fait saisir dans un abattoir inspecté, peuvent paraître normales, quand les ganglions ne sont pas malades, et échapper à la saisie. En effet, s'il est toujours aisé de reconnaître la tuberculose, quand on assiste à l'autopsie, quand on a à sa disposition les viscères, s'il est alors facile, par un simple examen des séreuses, des viscères et des ganglions, de constater l'existence de la tuberculose plus ou moins grave, il est souvent difficile ou même impossible, à défaut des séreuses et des viscères, de reconnaître qu'une viande en morceaux ou en quartiers provient d'un animal atteint de tuberculose plus ou moins avancée ; et, en pareils cas, les viandes doivent être examinées avec plus de soin, incisées pour la recherche des ganglions divers, et saisies si on découvre la moindre lésion tuberculeuse.

Bien que nos règlements sanitaires ne visent que la tuberculose bovine, il est indiqué d'appliquer les règles ci-dessus exposées à la viande tuberculeuse des animaux des autres espèces. Il est à souhaiter enfin de voir réaliser, dans les abattoirs en France, la stérilisation des viandes tuberculeuses suffisamment grasses et celle d'autres viandes (ladrerie), qui peuvent fournir, grâce à cette précaution, un aliment salubre, nutritif et moins cher.

IX. — Autres affections microbiennes.

Il est indiqué de saisir, pour les détruire, les viandes *septicémiques*, qui sont doublement dangereuses, dangereuses à manipuler et dangereuses à ingérer, comme renfermant des microbes et des toxines, et qui se reconnaissent aux caractères suivants : aspect général sale et répugnant ; odeur fétide, ammoniacale, très désagréable ; mollesse et teinte rougeâtre ou gris terne de la graisse ; présence de gaz fétides dans les tissus ; teinte noirâtre du sang, qui est boueux, incoagulé, et contient des gouttelettes huileuses ; lividité des tissus blancs, des aponévroses ; aspect sanieux du tissu conjonctif, avec ecchymoses, suffusions sanguines, infiltrations séreuses ; mollesse, friabilité, coloration gris terne ou plombée, ou brunâtre, plus ou moins foncée des muscles avec reflets jaune verdâtre irisés ; lividité des séreuses, qui présentent des taches ecchymotiques ; vibrions septiques.

L'*infection purulente*, déterminée par des microbes pyogènes, et caractérisée par des abcès métastatiques développés dans les viscères, dans le poumon, le foie, les reins, etc., dans le tissu cellulaire, dans les muscles, dans les articulations, etc , rend la viande insalubre par les microbes et les toxines dont elle est imprégnée, et en légitime la saisie ainsi que la destruction, lorsque les lésions ont envahi les viscères, le tissu cellulaire et les muscles, lorsque plusieurs viscères sont envahis par des lésions récentes. En pareils cas, la viande a d'ailleurs un aspect plus ou moins fiévreux. Lorsque les lésions sont localisées au poumon ou au foie (veau atteint d'omphalo-phlébite), et lorsque la viande a un aspect normal, on se borne à saisir l'organe altéré.

Diverses *maladies infectieuses* (pleuropneumonie septique des ruminants, pneumo-entérites, pasteurelloses, etc.) peuvent aussi légitimer la saisie et la destruction de la viande, quand elles lui ont communiqué les caractères et la nocuité des viandes saigneuses et fiévreuses.

La viande des animaux atteints de *tétanos* peut être utilisée sans danger pour la consommation, quand elle a un aspect normal ; ce qui s'observe lorsque la maladie était récente ; on peut alors se contenter d'éliminer la région où se trouve la plaie d'infection. On saisira, au contraire, pour la détruire, la viande des animaux atteints de tétanos, lorsqu'elle sera saigneuse, fiévreuse ; ce qui a lieu, quand la maladie est déjà avancée, étendue, généralisée.

CHAPITRE VIII

VIANDES D'ANIMAUX ATTEINTS DE MALADIES PARASITAIRES

Les maladies parasitaires (champignons, sporo-
zoaires, acariens, trématodes, nématodes, cestodes)
des animaux de boucherie, étant les unes transmissibles et les autres non transmissibles à l'homme,
rendent ou ne rendent pas la viande insalubre.
Celles qui ne se propagent pas à l'espèce humaine
ne doivent faire exclure de la consommation la chair
des animaux malades qu'autant qu'elles lui ont communiqué les caractères des viandes étiques, cachectiques, hydrohémiques ; on doit se borner en général à saisir l'organe ou les organes atteints. Ainsi
l'actinomycose, les gales, la botriomycose, la psorospermose, la coccidiose, l'helminthiase intestinale, les distomatoses, les strongyloses, la cœnurose, l'échinococcose, certaines cysticercoses, sont
généralement sans influence sur la salubrité de la
viande, sauf quand elles s'accompagnent de maigreur, d'étisie, de consomption, de cachexie, d'hydrohémie, cas auxquels s'appliquent les règles précédemment exposées à propos de ces états. En
dehors de l'étisie, ces maladies ne peuvent motiver
que la saisie totale ou partielle de l'organe ou des
organes endommagés ou leur épluchage.

En cette matière, les inspecteurs ne montrent

10.

généralement pas, et c'est un tort, au moins, en ce qui concerne les échinocoques, une sévérité suffisante, comptant avec plus ou moins de raison que le consommateur, qui achète des viscères malades, s'apercevra facilement de leur état et les préparera en conséquence. Les organes altérés sont souvent destinés à la nourriture des chiens et des chats, ce qui ne laisse pas d'offrir certains dangers au point de vue de l'hygiène générale, quand une cuisson préalable n'a pas été faite ; car le chien, en ingérant des cœnures, des échinocoques... contracte une helminthiase intestinale et rend ensuite des proglottis, des œufs de tænia, qui, déposés sur les herbes ou entraînés dans les eaux, seront pris un jour par le mouton, le porc, le bœuf, le cheval, et même par l'homme, auxquels ils communiqueront le même état que chez les animaux à qui le chien les avait empruntés, faisant naître des kystes dans le foie, le poumon, les reins, etc. L'homme, en ingérant des œufs de tænia échinocoque, peut contracter une échinococcose plus ou moins grave, comme il peut contracter l'helminthiase intestinale en ingérant de la viande ladre, et la trichinose en ingérant de la viande trichinée.

I. — Actinomycose et actinobacillose. Botryomycose. Gales.

L'actinomycose, affection déterminée par un champignon spécial, est commune à l'homme et à diverses espèces animales ; elle s'observe surtout chez les bovidés adultes, elle est moins fréquente

chez le cheval et chez le porc, elle est exception-
nelle chez le mouton; il n'est pas démontré que
l'actinomycose se transmette des animaux à l'homme,
quoique cette transmission semble possible.

Chez les bovidés, les lésions actinomycosiques se
rencontrent le plus souvent sur le maxillaire (ostéo-
sarcome), sur la langue (langue de bois), sur le
pharynx, sur les ganglions et dans les tissus voisins,
au cou; on peut en rencontrer dans divers autres
sièges, à la peau, dans les ganglions divers, aux
lèvres, aux gencives, au palais, à la pituitaire, au
larynx, à la trachée, dans le poumon, dans les os,
les vertèbres, les côtes, le sternum, les os des membres, à l'œsophage, aux estomacs, au diaphragme,
sur les séreuses, sur l'intestin, dans le foie, la rate,
les reins, les organes génitaux... On a observé
(très rarement) une actinomycose plus ou moins
généralisée, avec foyers purulents dans les ganglions, les poumons, le foie, les muscles.

Chez le cheval, les lésions ont été rencontrées aux
mâchoires, à la langue, aux lèvres, dans les ganglions, dans les os... Chez le porc, les lésions se
montrent aux amygdales, sur la langue, à la mamelle, dans les viscères (poumons, reins, foie, estomac, intestin), au pharynx, dans les muscles, dans
les os. Chez le mouton, on a rencontré l'actinomycose sur la langue, dans le poumon, dans les
muscles.

Les lésions actinomycosiques, ordinairement sous
forme de tumeurs, quelquefois sous forme de nodosités, sont souvent reconnues au simple examen
macroscopique, surtout celles qui se sont dévelo-
pées dans les maxillaires ; elles contiennent, dans

leurs parties ramollies notamment, des grains jaunâtres ; l'examen microscopique, en permettant de
voir le parasite, l'actinomyces, assure le diagnostic
dans les cas douteux.

Dans la pratique de l'inspection des viandes, on
saisit pour les détruire, les parties qui contiennent
des parasites, les régions et les organes ou portions
d'organes porteurs de lésions actinomycosiques ; on
saisirait l'animal entier, si les lésions étaient généralisées, si les muscles des diverses régions étaient
envahis.

Même ligne de conduite à suivre en ce qui concerne l'actinobacillose, maladie ressemblant clini-
quement à l'actinomycose, et dont les touffes ou
grains sont dus à un bacille spécial.

Pour la botryomycose, même ligne de conduite
que pour l'actinomycose.

Les viandes des animaux *galeux* ne sont éliminées
de la consommation qu'autant qu'il y a maigreur,
excessive concomitante.

II. — Psorospermose. Coccidiose. Helmin-
thiase intestinale.

Les psorospermies ou sarcosporidies sont fréquentes chez les animaux (mouton, chèvre, porc,
bœuf, cheval, lapin, chien, chat, oiseaux, poissons)
domestiques ou sauvages; elles siègent principalement dans le tissu musculaire ; et on peut les trouver
dans les muscles du tronc et des membres, dans la
langue, dans les muscles de l'œil, du larynx, dans
l'œsophage, dans le cœur. On peut les ranger en

deux groupes ou familles d'après leur siège : les mieschérides (parasites du tissu musculaire, genre *miescheria* et genre *sarcocystis*), et les balbianides (parasites du tissu conjonctif). On peut aussi, suivant leur habitat, les distinguer en coccidies ou psorospermies oviformes, sarcosporidies ou psorospermies musculaires, et myxosporidies ou psorospermies des poissons.

La psorospermose musculaire est fréquente chez le porc maigre ou gras, chez le mouton, la chèvre, le bœuf, le cheval, maigres ou cachectiques, surtout chez le mouton ; les parasites sont facilement visibles à un faible grossissement ; ils peuvent subir la dégénérescence calcaire ou purulente ; l'homme peut être infecté par les sarcosporidies, mais on ignore comment. En tout cas, comme on a consommé et comme l'on consomme journellement sans inconvénient des quantités considérables de viandes infectées, on ne peut considérer comme impropres à la consommation que la viande des animaux cachectiques et celle dont les muscles sont le siège d'une infection trop intense ou de lésions de myosite étendues, cas dans lesquels la chair a mauvais aspect, est coriace et peu alibile ; donc il convient de ne saisir qu'autant que l'envahissement des muscles est intense (aspect granuleux et coloration grisâtre des muscles, l'envahissement peu intense passant ordinairement inaperçu), ou qu'autant que les sarcosporidies, très nombreuses, ont occasionné des altérations sous forme de granulations jaunâtres calcaires....

Les sarcosporidies du tissu conjonctif ou balbianies géantes ont été rencontrées, sur divers animaux (mouton, chèvre, bœuf, porc), principalement dans l'œsophage, et aussi dans le tissu conjonctif du pharynx, de la langue, des joues, du thorax, du cou, des régions sous-scapulaire et crurale, sur la plèvre. Elles se présentent sous forme de granulations ou nodosités blanchâtres du volume d'un grain de seigle ou de blé. Il suffit de saisir les parties envahies ou de les éplucher.

Les psorospermies oviformes ou coccidies s'observent surtout dans le foie du lièvre et du lapin ; on les a rencontrées dans l'intestin de certains animaux (bœuf, mouton, chien, chat, gallinacés). On saisit seulement les organes envahis ; la chair du lapin atteint de psorospermose hépatique ne doit être éliminée de la consommation qu'autant qu'il y a maigreur extrême.

En cas d'helminthiase intestinale, on laisse utiliser la viande, quels que soient l'espèce et le nombre des helminthes...

III. — Distomatoses.

Des douves ont été rencontrées, en dehors du foie et du poumon, sous le péritoine de la vache (kystes à douves), dans le pancréas du bœuf, à la face interne des parois thoraciques et dans le tissu intermusculaire du bœuf (kystes à contenu brun jaunâtre épais et visqueux) ; elles se rencontrent fréquemment dans le poumon des bovidés, et leur habitat le plus ordinaire est le foie.

La distomatose pulmonaire, qui est fréquente chez le bœuf, et qui a été constatée dans le poumon du

à leur enkystement et à leur séjour dans les muscles.

L'homme s'infecte en ingérant, crue, ou insuffisamment cuite, ou non stérilisée autrement, de la viande de porc atteint de trichinose musculaire ; les kystes de trichine, introduits dans l'estomac, sont dissous, et les larves, mises en liberté, deviennent rapidement adultes, sexuées, et s'accouplent pour donner naissance à de nombreux embryons filiformes, qui vont se fixer dans les muscles. La trichinose humaine a été excessivement rare jusqu'à présent en France, les populations devant leur préservation à leurs habitudes culinaires, à la cuisson préalable, qu'on fait subir à la viande. Mais la maladie a été maintes fois constatée dans divers pays, aux États-Unis, et surtout en Allemagne, sous forme d'épidémies plus ou moins étendues et plus ou moins graves. Chez les personnes infectées, on constate des accidents variés et plus ou moins graves, consistant en troubles gastro-intestinaux, fièvre, prostration, fourmillements, contractures, raideurs, douleurs musculaires, œdèmes, etc. La mort peut être la conséquence de l'infection trichineuse ; et la mortalité, variable suivant le degré d'infection, s'est élevée parfois jusqu'au tiers des malades. Le danger est d'autant moindre pour l'homme que la viande est tuée depuis plus longtemps ; il est amoindri ou effacé par diverses causes ci-après indiquées ; il est moindre quand l'individu n'a ingéré que des trichines très peu nombreuses.

Le porc et le rat hébergent fréquemment la trichine. Le porc se contamine en ingérant des viandes trichinées, provenant de ses congénères, des rats trichinés, des excréments humains contenant des embryons. Les rats se contaminent en mangeant des débris de viande de porc ou de tout autre animal trichiné, en dévorant d'autres rats trichinés. Le porc atteint de trichinose ne semble ordinairement pas incommodé par les parasites qu'il héberge ; et la maladie ne peut être sûrement reconnue chez lui que grâce à l'examen microscopique, pratiqué à la suite du harponnage sur le vivant, ou après la mort. Si les hôtes les plus ordinaires de la trichine sont le porc, le rat et l'homme, le parasite a été observé chez de nombreux animaux mammifères (sanglier, souris, chat, chien, renard, ours, lapin, cobaye, cheval, bœuf, mouton...), qui s'étaient infectés spontanément ou l'avaient été expérimentalement. Les oiseaux et les poissons, qui ingèrent des trichines larvaires, n'ont que la trichinose intestinale ; les oiseaux rendent, dans leurs excréments, des embryons libres ; d'autres animaux et l'homme, bien qu'aptes à contracter la trichinose musculaire, rendent aussi des embryons, d'où le danger inhérent aux déjections, qui peuvent d'ailleurs souiller les eaux, les fourrages...

En Amérique (États-Unis), les porcs sont élevés en très grand nombre, tant pour la nourriture des populations agricoles que pour l'exportation ; et la trichinose y est fréquente sur les animaux de cette espèce. En Allemagne, la trichinose est peut-être moins fréquente chez le porc qu'aux États-Unis ; mais elle a été observée plus souvent chez l'homme ; on a en effet observé dans le passé d'assez nombreuses épidémies, déterminées par l'ingestion de

viande crue, et l'Allemagne, pour préserver ses populations, fait procéder à l'inspection des porcs
sacrifiés en vue de la consommation. En France, la
trichinose n'est généralement pas recherchée par
les inspecteurs sur les porcs indigènes ; si elle était
constatée, il y aurait lieu de saisir ou de stériliser la
viande.

Le diagnostic de la trichinose ne peut être établi
avec certitude que par l'examen microscopique :
pour l'établir sur le vivant il faudrait pratiquer le
harponnage, prélever avec un trocart-harpon des
fragments de muscles dans les régions de prédilection et en faire l'examen au microscope ; mais ce
n'est qu'après l'abatage que la trichine est recherchée, soit sur le cadavre frais, soit sur des préparations de charcuterie ou des viandes conservées. On
n'est que très rarement en présence de porcs sacrifiés pendant la phase intestinale, cas dans lequel on
peut trouver des lésions d'entérite et voir, avec le
microscope, des trichines adultes et des embryons
dans le contenu intestinal. C'est la trichine musculaire qu'il s'agit de rechercher dans les cadavres
frais, dans les préparations de charcuterie, dans les
viandes conservées.

La viande trichinée ne présente pas de caractères
anormaux, appréciables à l'œil nu ; cependant, après
dissociation des fibres musculaires, on peut soupçonner l'existence de la trichine enkystée, en aperce-
vant de petits points grisâtres ; néanmoins l'emploi
du microscope est indispensable pour reconnaître
la trichine musculaire ; un grossissement très faible
est suffisant, pour aller à la découverte des kystes ;
on parcourt ainsi plus vite une préparation, et on

peut ensuite employer un grossissement plus fort pour apprécier les détails.

Les kystes trichineux se présentent sous forme de vésicules ovoïdes, souvent étirées à leurs deux pôles et quelquefois à un seul, dirigées dans le sens des fibres musculaires, situées entre les faisceaux musculaires, les comprimant, les refoulant et les déformant; quelquefois plusieurs kystes se fusionnent par leurs extrémités correspondantes, formant ainsi une cavité moniliforme, dont les renflements sont occupés par des trichines ; à l'intérieur des kystes, on aperçoit la trichine larvaire, qui est courbée sur elle-même et roulée en spirale ; le même kyste ne renferme ordinairement qu'une larve, quelquefois deux, rarement trois ; quand les préparations ont été faites avec des coupes, pratiquées sur le muscle, on peut ne voir qu'une section du kyste et du ver.

La trichine siège de préférence dans le tissu musculaire de la vie animale, au sein des faisceaux, quelquefois dans le tissu conjonctif interfasciculaire ; elle peut se rencontrer dans la graisse et dans les parois de l'intestin; tous les muscles peuvent être envahis, mais ce sont surtout les muscles des membres, les intercostaux, les psoas, les muscles de la région dorso-lombaire, les muscles du cou, de l'œil, les masséters, les muscles de l'abdomen et principalement le diaphragme, ses piliers, les muscles de la langue et ceux du larynx, qui sont les sièges de prédilection ; le cœur peut aussi en contenir. Le nombre des kystes est très variable, tantôt plus ou moins considérable, et tantôt plus ou moins faible, au point qu'il faut parfois faire plusieurs préparations pour en découvrir un; c'est surtout vers les extrémités des muscles, au voisinage de leur terminaison, de leur réunion avec les tendons, ou de leur insertion osseuse, qu'on a le plus de chance d'en rencontrer.

Les kystes trichineux conservent un certain temps leur aspect normal, puis ils dégénèrent, s'infiltrent de graisse, de calcaire, de pigment, deviennent blanchâtres, jaunâtres.

S'il s'agit d'examiner les muscles d'un animal vivant, il faudra en extraire une parcelle dans certaines régions (masséter, cou, coccyx, membre), soit avec un harpon, soit en pratiquant une petite opération; on procédera de même en présence d'un cadavre entier, on prélèvera des fragments de muscle dans diverses régions, surtout dans les muscles et portions de muscles signalés comme sièges de prédilection ; s'il s'agit d'examiner des viandes dépecées, des salaisons, jambons, préparations de charcuterie, on prélèvera des échantillons sur les divers morceaux...

Les fragments à examiner étant prélevés, on pratiquera des coupes avec un bistouri, un scalpel ou un rasoir, dans le sens de la longueur des fibres, et au voisinage de la terminaison du muscle, de manière à obtenir des parcelles assez minces, qu'on montera entre lame et lamelle avec une goutte d'eau ou de glycérine ou d'acide acétique; ou bien encore on détachera, avec de fins ciseaux, de très petits fragments de muscle, qu'on dissociera ensuite grossièrement sur la lame garnie d'une goutte d'eau, pour les monter enfin de la même manière. Les préparations, ainsi faites, seront comprimées, si elles ne sont pas assez transparentes ; ensuite elles seront examinées et présentées successivement, dans leurs divers points, sous l'objectif à un faible grossissement (une trentaine de diamètres).

On a proposé divers artifices pour rendre la trichine plus sûrement et plus facilement visible : dissocier les fibres musculaires en les faisant macérer dans de l'eau alcoolisée; mettre à macérer trente minutes les fragments de muscle dans un mélange de quatre parties d'acide azotique et de une partie de chlorate de potasse, les mettre ensuite dans un flacon contenant de l'eau distillée, et agiter, on obtient ainsi une dissociation, qui permet de voir les kystes trichineux même à l'œil nu ou à la loupe sous forme de petits renflements fusiformes; faire dissoudre un peu de viande suspecte dans un mélange de pepsine et d'acide chlorhydrique dans un verre à réactif, les parasites mis en liberté tombent au fond, quand on laisse reposer le mélange, et on les retire avec une pipette pour les examiner au microscope; traiter par l'éther ou par une solution d'acide chlorhydrique, quand la larve non détruite est masquée par la graisse ou l'infiltration calcaire.

En Allemagne, les porcs, tués pour la consommation, sont soumis à un examen sérieux au point de vue de la trichinose : sur chaque animal il est prélevé quatre fragments de muscle (un sur le diaphragme, un sur un intercostal, un sur le petit oblique de l'abdomen, un sur un muscle du larynx); on découpe, sur chacun de ces quatre morceaux, six petits fragments, qui sont portés sur une grande plaque de verre rectangulaire divisée en vingt-quatre petits carrés; on recouvre avec une plaque semblable; on comprime au moyen de deux vis adaptées aux extrémitées; et on examine à un faible grossissement les vingt-quatre fragments. Les porcs trichinés sont plus ou moins abondamment infestés : en Allemagne, on considère comme faiblement trichinés les porcs, lorsque, six préparations ayant été faites avec chacun des prélèvements (piliers du diaphragme, insertion costale du diaphragme, muscles du larynx, muscles de la langue), les trichines ne sont pas rencontrées dans plus de huit préparations ; dans ces cas la viande pourrait être utilisée après stérilisation. Kabitz (de Hanovre) a préconisé un procédé nouveau pour la recherche des trichines, qui consiste à placer la préparation, faite comme dans le procédé allemand, dans un appareil à projection, éclairé par la lumière électrique ou oxhydrique ; l'image de la viande grossie est projetée sur un écran...

Quand il s'agit de viandes préparées, conservées, salées, qui renferment des trichines, il peut être utile de vérifier si les parasites sont vivants, et on peut y arriver par les procédés suivants : chauffer à 38-40° la préparation qui contient les parasites, et ceux-ci, s'ils sont vivants, se meuvent, exécutent des mouvements de torsion ou d'enroulement dans leur kyste, ou se déroulent, s'ils sont sortis de leur kyste ; faire agir sur les préparations une matière colorante, le bleu d'aniline, le picro-carmin, les trichines mortes seules la prennent à l'exclusion des vivantes ; faire ingérer, après les avoir dessalés par une immersion de quelques heures dans de l'eau tiède, des morceaux de viandes trichineuses à des animaux susceptibles ou non de s'infecter (rats, lapins, cobayes, oiseaux), si les trichines ne sont pas mortes les animaux mammifères s'infecteront, et d'ailleurs il ne sera pas nécessaire d'attendre jusque-là pour être édifié, on n'a qu'à sacrifier les sujets quelques heures, vingt à quarante-huit heures, après le repas, et, en examinant au microscope le contenu de l'intestin, on y trouve des trichines vivantes; en se servant d'oiseaux (moineaux ou autres), qui ne prennent que la trichinose intestinale, et en examinant les excréments rendus ou le contenu intestinal deux, trois, quatre, cinq jours après l'ingestion, on rencontre des trichines vivantes en voie de devenir sexuées; en faisant l'examen du contenu intestinal six ou dix heures après l'ingestion, on aperçoit les trichines dégagées de leur kyste et mobiles.

Les moyens de stérilisation sont la chaleur et la salaison. La trichine musculaire peut supporter un certain degré de froid (15° à 20° au-dessous de zéro) pendant plusieurs jours dans les masses musculaires. Une température relativement peu élevée (75°, 70°, 65°, 60°, 55°) peut tuer la trichine musculaire en quelques minutes; toutefois, en pratique, la cuisson n'offre une garantie absolue qu'autant qu'elle est faite et prolongée de telle sorte que le centre des morceaux, jambons... atteigne la température de 56° à 60°; on a conseillé, en vue d'assurer la stérilisation, d'ajouter un peu de vinaigre à l'eau de cuisson, de faire des incisions dans les morceaux volumineux, etc. La cuisson par ébullition dans l'eau doit être prolongée proportionnellement au volume des morceaux (une heure trente minutes pour les morceaux de 2 kilogrammes, deux heures pour ceux de 4 kilogrammes, quatre à cinq heures pour ceux dépassant ce poids) pour tuer sûrement les parasites des portions centrales; le rôtissage et le grillage sommaires sont insuffisants.

La salaison tue assez rapidement les trichines musculaires, quinze jours suffisent pour les trichines des parties superficielles, un mois à six semaines pour celles des parties profondes, quand il s'agit de morceaux peu épais, deux à trois mois dans les pièces les plus volumineuses. Toutefois, la salaison ne tue ainsi rapidement les trichines qu'autant qu'elle est complète ; la salaison incomplète, effectuée depuis six à dix jours, ne tue pas les trichines ; en quinze jours les trichines des parties superficielles sont tuées par une bonne salaison, tandis qu'il faut six semaines ou même plus pour celles des parties profondes. D'ailleurs, la salaison rend encore plus rapidement inoffensives les trichines, quand la viande a été hachée, transformée en saucisson..., à cause de la diffusion plus rapide et plus complète du sel dans toutes les parties de la masse. Les faits d'observation temoignent du reste de l'heureuse et prompte influence du sel, car, dans les épidémies de trichinose, on a généralement constaté que la maladie était moins grave chez les personnes qui avaient mangé de la viande salée sous forme de saucisses, saucissons. Le fumage, pratiqué à chaud, tue les trichines en vingt-quatre heures ; et le fumage à froid en trois jours. Donc, la salaison et la fumaison ont une action d'autant plus efficace, pour tuer la trichine musculaire, qu'elles sont mieux pratiquées et effectuées depuis plus de temps.

Il convient de surveiller surtout et d'examiner les porcs importés d'Allemagne en France. Quant aux salaisons américaines, étant reconnu : que, quoique parfois trichinées, elles ne sont pas dangereuses ; que les trichines n'y sont plus vivantes, sauf de très rares exceptions, quand ces viandes, arrivent en Europe ; que, dans les conditions et les délais où elles nous arrivent, elles ne semblent pas aptes à transmettre la trichinose, à supposer qu'elles soient consommées crues ou après une cuisson imparfaite, il était indiqué de ne pas les proscrire et de se contenter d'une certaine surveillance, pour éviter l'introduction de celles qui ne sont pas salées à fond... La salaison et la fumaison, appliquées aux viandes porcines américaines, constituent une très sérieuse garantie, qui est d'ailleurs accrue par l'habitude qu'a le consommateur français de les faire cuire. Aussi est-ce avec raison que la France a renoncé aux mesures prohibitives, qu'elle avait jadis adoptées à l'instar d'autres pays.

Actuellement les salaisons américaines, frappées d'un droit important, peuvent être introduites en France, sous certaines conditions, par les ports de Dunkerque, du Havre, de Bordeaux, de Marseille, de Boulogne-sur-Mer et de Dieppe (Décret du 4 décembre 1891 ; décret du 31 décembre 1891 ; décret du 2 décembre 1893).

Elles sont, à leur arrivée dans les ports, soumises à une visite sommaire, à l'effet de vérifier si les conditions imposées sont remplies, et à l'effet de s'assurer qu'elles répondent au type « Fully-cured », c'est-à-dire qu'elles sont salées profondément, qu'elles sont fermes, saines, bien conservées, qu'elles donnent au sondage une odeur agréable, une odeur franche de noisette, qu'elles ont bon aspect.

On se contente d'un examen à l'œil nu, et on vérifie l'état intérieur en pratiquant des sondages et des coupes; la vérification microscopique peut être faite le cas échéant.

Le décret du 4 décembre 1891, qui autorise l'importation des viandes de porc salées provenant des Etats-Unis d'Amérique, l'a subordonnée aux conditions suivantes : ne sont admises que les viandes accompagnées d'un certificat d'origine et de salubrité, délivré par l'inspecteur préposé à la surveillance de l'établissement où elles ont été préparées, et contenues dans des caisses portant le timbre dudit inspecteur; s'il s'agit de viandes américaines ayant transité en Angleterre, pour y recevoir un complément de façon, elles ne sont admises en France qu'autant qu'il est établi, par une déclaration faite sous serment par les importateurs devant les autorités anglaises, que les caisses dans lesquelles elles étaient enfermées à leur arrivée en Angleterre portaient le timbre de l'inspecteur américain, et étaient accompagnées de son certificat de salubrité (décision du ministre de l'Agriculture, 30 décembre 1891). (Que vaut ce certificat de salubrité? En Allemagne on a constaté la présence de trichines dans les salaisons (jambons) américaines accompagnées dudit certificat, et dans certaines les trichines paraissaient vivantes); après leur déchargement, ces salaisons sont d'ailleurs inspectées par des inspecteurs sanitaires, désignés par le ministre de l'Agriculture, et chargés de s'assurer de leur état sanitaire et de leur salaison complète; celles reconnues impropres à la consommation sont détruites, les autres pénètrent en France sur le vu du certificat délivré par l'inspecteur constatant qu'elles ont été reconnues saines et propres à la consommation ; les importateurs payent à la douane une taxe de visite.

VI. — Cœnuroses.

Les animaux ruminants (chèvre, bœuf, mouton), surtout le mouton, peuvent être atteints de tournis, maladie déterminée par le *Cœnurus cerebralis*, qui se développe dans les centres nerveux et les comprime. Les animaux s'infectent en ingérant des œufs de *tænia cœnurus*, rendus par le chien, qui de son côté prend ce tænia en ingérant des cœnures. Le *cœnurus cerebralis* représente la forme cystique du *tænia cœnurus* ; il se montre sous forme de vésicule ou d'ampoule pouvant aller du volume d'un pois à celui d'un œuf, constituée par une membrane mince, translucide, renfermant un liquide albumineux limpide, et laissant voir par transparence des grains blanchâtres, réunis en amas par places à sa face interne, et qui sont autant de scolex ou têtes de tænia. La viande ne devrait être saisie que s'il y avait étisie, consomption, cachexie ; mais il convient d'éplucher les cœnures ou de stériliser la tête et de ne pas la donner crue à dévorer aux chiens. Il convient d'éplucher également les cœnures du lapin, en cas de *cœnurus serialis*, qui est la forme cystique du *tænia serialis* du chien, et qui se rencontre surtout dans le tissu conjonctif intermusculaire.

VII. — Échinococcose.

Les échinocoques ou hydatides représentent la phase cystique du *tænia echinococcus*, qui vit dans l'intestin du chien; on les rencontre chez les divers animaux de boucherie (porc, mouton, bœuf, cheval), surtout chez le porc et les ruminants. Ils se montrent dans divers organes (foie, poumons, reins, rate, cœur, séreuses, muscles, os), surtout dans le foie et dans le poumon. L'homme est assez fréquemment atteint de kystes hydatiques; et, comme les animaux, il s'infecte en ingérant des aliments ou de l'eau, qui ont été souillés d'œufs de ténia échinocoque, rendus par des chiens, qui hébergent ledit ténia.

Le volume des échinocoques varie suivant leur degré de développement, depuis celui d'un pois à celui d'un œuf et au delà; leur nombre est aussi très variable suivant les cas. Arrivés à un certain degré de développement, ils se présentent sous forme de vésicules sphéroïdes, à paroi blanchâtre formées d'une membrane externe résistante et d'une membrane interne dite *germinale*, à contenu liquide et limpide jouissant de propriétés irritantes; quelquefois, l'évolution demeurant à ce degré, l'échinocoque reste stérile (acéphalocyste); mais le plus souvent la membrane germinale bourgeonne, donne des scolex, qui se détachent ensuite, se répandent dans le liquide, où on les trouve en nombre variable. En vieillissant, les échinocoques se modifient, dégénèrent, se détruisent; mais on peut encore y trouver des débris membraneux, des crochets; et d'ailleurs, quoique dégénérés et infiltrés de calcaire, ils ne se confondent pas avec les lésions tuberculeuses (absence de tubercules jeunes, absence de lésions ganglionnaires...).

Le chien s'infectant en mangeant crus des organes contenant des échinocoques, et les animaux

herbivores, le porc et l'homme s'infectant en ingérant les œufs rendus par le chien, il convient d'adopter la ligne de conduite suivante : ne saisir la viande
que s'il y a étisie, consomption, cachexie ; mais se
préoccuper, dans tous les cas, des échinocoques, les
enlever, s'ils sont peu nombreux, et saisir l'organe
entier, quand ils sont nombreux, afin d'éviter l'infection du chien, en les faisant détruire ou stériliser.

VIII. — Cysticercoses.

Le *cysticercus tenuicollis*, qui est la phase cystique du *tænia marginata* du chien, et qui peut se
rencontrer chez divers animaux (bœuf, chèvre, mouton, porc), siège surtout dans l'abdomen, et peut se
rencontrer sur la plèvre et sur le péricarde. Il est
superficiellement situé, appendu à l'épiploon, au
mésentère, à la face postérieure du diaphragme, au
foie, etc. Il est généralement plus volumineux que
le *cysticercus cellulosæ*, ne se rencontre pas dans
les muscles, et a les crochets plus grands que le
cysticercus cellulosæ. La viande n'est pas dépréciée
par ce parasite, qu'il suffit d'énucléer, pour le détruire
ensuite.

Le *cysticercus pisiformis*, qui est la forme cystique du *tænia serrata* du chien, et qui se rencontre
dans le péritoine du lapin, doit entraîner la même
ligne de conduite que le précédent.

1° Ladrerie du porc.

La *ladrerie* du porc est déterminée par le *cysticercus cellulosæ*, qui envahit le système musculaire,

qui est la forme cystique du *tænia solium*, et qui, ingéré par l'homme, se transforme en ténia dans son intestin. La viande de porc ladre, ingérée crue ou insuffisamment cuite, non stérilisée, par l'homme, provoque dans son intestin le développement de ténias ; ensuite le porc, en ingérant les excréments de l'homme, qui contiennent des proglottis ou anneaux de ténia plus ou moins chargés d'œufs, contracte la ladrerie par suite de l'éclosion des œufs dans son intestin et de la migration des embryons dans ses muscles.

L'homme, qui peut d'ailleurs, ainsi que le chien, le mouton et la chèvre, en ingérant des œufs de *tænia solium* avec ses aliments ou ses boissons, devenir ladre et présenter des cysticerques dans la peau, sous la peau, dans les muscles, dans le diaphragme, dans le cœur, dans l'encéphale, dans l'œil..., est plus ou moins incommodé par les ténias, qui se sont développés dans son intestin. De plus, il a été constaté, chez le même individu, la coïncidence de la ladrerie et de l'expulsion de ténias ; et on croit que l'homme, qui héberge un ténia, peut devenir ladre par suite de l'éclosion d'un certain nombre de ses œufs et de la migration des embryons dans ses muscles.

Pour ces motifs, la chair du porc ladre (du mouton, de la chèvre, du chien ladres) doit être éliminée de la consommation, ou tout au moins être traitée de telle façon qu'elle perde sa nocuité ; et sa vente ou sa mise en vente peut être réprimée par l'application de la loi du 27 mars 1851.

La ladrerie du porc n'est décelée, du vivant des animaux, par aucun symptôme constant ; elle peut être reconnue au langueyage, quand des grelons existent sous la langue ; elle est surtout reconnaissable, à l'autopsie, à la présence des cysticerques. Sur l'animal vivant, l'examen de la bouche et notamment de la face inférieure de la langue (langueyage) fait assez souvent apercevoir des grelons, plus ou moins saillants, soulevant la muqueuse, plus ou moins visibles, et donnant à la pression digitale la sensation d'une élevure, qui se laisse déprimer ; mais le langueyage, même bien fait, peut ne rien apprendre, soit que les kystes aient été ouverts ou extirpés, soit que les grains fassent complètement défaut dans la région explorée, ce qui arrive assez fréquemment ; du reste, l'inspecteur n'a pas à se préoccuper beaucoup de l'examen du porc vivant au point de vue de la ladrerie, c'est sur le cadavre qu'il doit rechercher les caractères de la maladie.

Les grains de ladre se reconnaissent à leur forme et à leur composition : ce sont de petits kystes ou vésicules, elliptiques, pleines d'un liquide limpide, transparent ou opalin, et montrant, comme flottant dans le liquide, une tache blanche opaque, qui est la tête invaginée du *tænia solium*, tête qui, désinvaginée par une pression méthodique, présente quatre ventouses et une double couronne de crochets. Ils sont logés dans une cavité celluleuse, creusée dans le tissu conjonctif ; ceux qui se trouvent dans les muscles sont logés dans le tissu interfasciculaire parallèlement à la direction des faisceaux musculaires. Ordinairement ils sont entourés d'une fine membrane conjonctive, transparente ; on peut en trouver qui sont entourés d'une membrane externe, épaisse, et non transparente, en dedans de laquelle est la membrane interne, qui renferme le liquide et le scolex. Le liquide des cysticerques est toxique.

Les cysticerques peuvent se développer dans divers tissus et dans divers organes ; on peut en rencontrer dans le lard, dans le poumon, dans le foie, dans la rate, dans les ganglions, dans les reins, dans les parois stomacales, dans l'œsophage, dans les testicules, dans l'œil, dans le cerveau et la moelle ; mais ils sont rarement en quantité considérable dans ces organes ; c'est le système musculaire, qui est leur siège de prédilection ; et on les trouve surtout en abondance dans certains muscles (muscles de la langue, muscles de la tête, des mâchoires, du cou, de l'épaule, du bras, intercostaux, diaphragme, muscles du sternum, muscles abdominaux, muscles des membres, etc.), dans le cœur, dans le tissu sous-muqueux de la face inférieure de la langue.

Les cysticerques sont plus ou moins nombreux sur le porc ladre : tantôt on n'en rencontre qu'un très petit nombre ; tantôt il y en a de plusieurs dizaines à plusieurs centaines ; quelquefois ils sont excessivement nombreux, ayant envahi tous les muscles ; alors la viande a mauvais aspect, est molle, flasque, humide, pâle...

Les cysticerques vivants peuvent être stérilisés facilement : il suffit d'une cuisson peu prolongée pour tuer les cysticerques, qui sont stérilisés en quelques minutes à 50° ; toutefois, quand il s'agit de morceaux volumineux, l'ébullition doit être continuée assez longtemps pour que l'intérieur arrive à cette température. Quand la viande est en morceaux peu épais, la température inférieure à 0° peut amener la mort des cysticerques en peu de jours. La dessicca-

tion tue rapidement les cysticerques ; les solutions
d'acide acétique, le vinaigre, les solutions de sel
marin leur sont rapidement funestes ; enfin, une
bonne salaison, avec une saumure à 25 p. 100, tue
en quelques jours (quatorze), dans les morceaux peu
volumineux, les cysticerques, qui d'ailleurs ne vivent
pas au delà de trois à quatre semaines dans la viande
non salée.

On reconnaît si les cysticerques sont vivants en
les examinant au microscope sur la platine chauf-
fante : ceux qui sont morts restent immobiles, tandis que les vivants se montrent animés de certains
mouvements ; la disparition des corpuscules calcaires
et la chute d'un grand nombre de crochets sont
aussi des signes de mort.

A la longue les cysticerques peuvent s'altérer sur
le vivant ; et, à l'autopsie, on peut les trouver dégénérés, purulents, caséeux, calcifiés, sous forme de
nodosités plus ou moins dures renfermant encore ou
non des débris de scolex, des crochets. Sur le même
porc, on peut trouver des cysticerques normaux,
des cysticerques en voie d'altération, et des cysticerques dégénérés ; mais le plus ordinairement la
ladrerie est simple, les malades ne présentant que
des cysticerques vivants ou des cysticerques plus
ou moins altérés, plus ou moins dégénérés ; et,
quand la dégénérescence est complète, le diagnostic
de la maladie peut être souvent incertain.

Le diagnostic de la ladrerie est basé exclusivement sur la constatation des cysticerques. Conséquemment les inspecteurs, en présence des porcs
tués et préparés, doivent procéder à un examen en
vue de la recherche de la ladrerie : l'animal ayant

été divisé, ils doivent examiner la surface de section des muscles du cou, de la tête, de la colonne vertébrale et du bassin, les muscles du larynx, la langue, le diaphragme, les intercostaux, les muscles de la région sternale, les viscères et surtout le cœur. Si l'on constate de la sorte quelque grain ou quelque cavité ayant logé un cysticerque, on pratique des incisions dans les régions qui contiennent les muscles le plus ordinairement envahis (langue, mâchoires, membres...) ; toutefois, la ladrerie, accompagnée d'un petit nombre de grains, est parfois d'une constatation malaisée, et peut même passer inaperçue à l'abattoir, surtout quand les porcs sont sommairement examinés, d'autant mieux que, lorsqu'il n'y a que quelques rares cysticerques visibles, le charcutier peut les avoir fait disparaître.

La constatation de la ladrerie est rendue malaisée, quand les chairs sont chaudes, tachées de sang, défraichies par un transport défectueux, durcies par la congélation, maculées par le fumage, salées, hachées. Dans la viande salée, les cysticerques se montrent sous forme de petits corps arrondis, rosés, formés par le scolex et la membrane du kyste, dont le liquide a disparu. Dans la viande hachée (saucisses, saucissons...), la constatation est encore plus malaisée, surtout s'il est resté peu ou pas de grains intacts ; en cas de suspicion, on peut recourir à l'examen microscopique de fragments suspects, ou mieux digérer ces fragments dans une solution d'acide chlorhydrique à 5 p. 1 000, additionnée de pepsine (les cysticerques, les crochets résistent et on les trouve au fond du récipient employé), ou bien encore **mélanger le hachis avec une solution de soude ou**

de potasse (les cysticerques tombent les premiers
au fond...).

Etant donné ce qui précède, il est aisé de tracer
la conduite à suivre en présence des viandes ladriques : celles qui sont faiblement ladres, ne faisant
courir aucun danger, si elles ont été soumises à une
bonne salaison ou à une cuisson convenable, ne
devraient pas être saisies, on devrait partout se contenter d'assurer leur innocuité ; celles qui ne contiennent que un, deux, trois, quatre cysticerques,
qu'on peut d'ailleurs enlever, devraient être utilisés
purement et simplement ; on ne devrait saisir et éliminer de la consommation que celles qui sont très
ladres, tout en laissant utiliser la graisse après fusion.
En cas de ladrerie grave et généralisée, alors que
les chairs sont farcies de cysticerques, la saisie et la
dénaturation s'imposent, la graisse pouvant être utilisée après avoir été fondue.

En Allemagne, la saisie totale, à l'exception de la
graisse, est imposée, quand la viande est hydrohémique ou décolorée, quand les parasites vivants ou
morts existent en grand nombre dans les nombreuses sections du tissu musculaire faites dans les
lieux d'élection ; les viscères non atteints ne sont pas
saisis ; la graisse est fondue et livrée au charcutier ;
quand la viande ladre n'est pas saisie, elle est stérilisée par la salaison ou la cuisson. En France la
question est réglementée diversement suivant les
villes. La solution à faire prévaloir est la suivante :
laisser utiliser librement la viande, quand on n'a
réussi à découvrir, après examen minutieux, que
1, 2, 3, 4 cysticerques, se bornant à les enlever ;
laisser, dans tous les cas, utiliser librement les vis-

cères, qui n'ont pas de cysticerques, ou dont les rares cysticerques peuvent être enlevés; dans tous les cas où la viande est saisie ou soumise à la stérilisation, laisser utiliser la graisse après fusion à l'abattoir; saisir et dénaturer la viande, quand il y a ladrerie abondante et étendue, généralisée, quand la chair est pâle, hydrohémique, quand elle est farcie de cysticerques, quand les incisions pratiquées multiples dans les lieux d'élection montrent chacune un ou plusieurs cysticerques vivants ou dégénérés; en cas de ladrerie peu intense, lorsque des coupes multiples, faites méthodiquement dans les principaux lieux d'élection, n'offrent pas toutes un cysticerque, c'est-à-dire lorsque la ladrerie ne dépasse pas vraisemblablement une centaine de grains (à Lyon c'est une vingtaine) se contenter de faire diviser la viande en morceaux de 2, 3 kilogrammes, pour la faire séjourner trois semaines dans une saumure contenant 20 à 25 p. 100 de sel, ou de la soumettre à une cuisson convenable (salaison et cuisson pouvant être opérées à l'abattoir ou chez le charcutier sous le contrôle de l'inspection).

2° Ladrerie du boeuf.

La ladrerie bovine, qui s'observe sur les adultes et sur les veaux, est déterminée par un cysticerque inerme (*cysticercus bovis*), qui est la forme cystique du ténia inerme (*tænia saginata* ou *mediocanellata*) de l'homme. L'ingestion de viande bovine ladrique insuffisamment cuite donne à l'homme le *tænia saginata*; et le bœuf devient ladre, en ingérant, avec ses aliments, ou ses boissons, des proglottis, des œufs rendus par l'homme.

Le ténia inerme est considéré comme moins dangereux pour l'homme que le *tænia solium*, parce qu'il ne semble pas susceptible de lui donner la ladrerie. Le ténia inerme s'observe fréquemment chez l'homme partout où la ladrerie du bœuf est fréquente, et où la viande est consommée crue ou insuffisamment cuite. La ladrerie bovine est fréquente dans l'Inde, en Asie, en Syrie, en Algérie, en Tunisie, en Abyssinie, au Sénégal, au Cap; elle s'observe aussi en Europe, en Allemagne, dans les pays danubiens, en Autriche, en Suisse, en Italie, en Hollande, en France, etc. En France, le ténia inerme n'est pas rare; et la ladrerie bovine, mal ou pas cherchée à peu près partout, a été pourtant constatée dans quelques abattoirs, surtout à Troyes.

Le *cysticercus bovis* peut se rencontrer dans tous les organes (tissu charnu de l'œsophage, poumon, tissu sous-pleural du poumon, péritoine, épiploon, foie, tissu sous-muqueux et sous-péritonéal, reins, encéphale, cœur, ganglions, glandes salivaires...); mais il siège principalement dans le tissu musculaire. Les divers muscles peuvent être envahis; mais on le rencontre de préférence dans les muscles de l'épaule, de la cuisse, de la croupe, des côtes, dans les pectoraux, les peauciers, le diaphragme, les parois abdominales, les muscles du sternum, et surtout dans les masséters externes et internes, dans les ptérygoïdiens, externes et internes, dans les muscles du cou, dans la langue et dans le cœur. Les cysticerques peuvent être plus ou moins nombreux et affecter des sièges divers; la ladrerie bovine est généralement discrète, restreinte, accompagnée d'un petit nombre de cysticerques.

Les cysticerques du bœuf se présentent sous la forme de vésicules sphériques ou elliptiques, remplies d'un liquide, dans lequel on voit une tache blanc jaunâtre, formée par le scolex invaginé ayant quatre ventouses mais dépourvu de crochets. Ils sont logés dans une cavité au sein du tissu conjonctif intramusculaire ou intermusculaire ; ils sont beaucoup plus petits que le *cysticercus cellulosæ* ; leur volume varie depuis celui d'un grain de moutarde jusqu'à celui d'un pois. Ils s'altèrent plus vite que le *cysticercus cellulosæ*, dégénèrent, se transforment en granulations purulentes, caséeuses, calcaires, la tête du ténia restant un certain temps intacte dans les kystes dégénérés.

Le *cysticercus bovis* est facilement stérilisé par une cuisson convenable, par la salaison et par le froid ; il est tué par une chaleur de 60° à 44° ; la viande ladre de bœuf ou de veau est rendue inoffensive quand elle a été bouillie et même simplement rôtie, pourvu que, dans ce cas, la cuisson ait été faite de façon à faire arriver un certain degré de chaleur jusqu'au centre du morceau ; la congélation à — 4°-6° tue rapidement les cysticerques. La viande ladre devient inoffensive : quand elle est réduite en pulpe fine et passée au tamis fin, pour être consommée crue en guise de remède ; quand elle est laissée un certain temps à la température ambiante ; quand elle a séjourné vingt à vingt et un jours à la glacière, dans un local réfrigéré entre 0° et + 2°.

En pratique, la ladrerie bovine est plus difficile à reconnaître que la ladrerie porcine, les cysticerques étant plus petits et généralement clairsemés; aussi la maladie, méconnue presque toujours sur le vivant, est souvent inaperçue dans les abattoirs, quand on se borne à un examen sommaire des quartiers. Les inspecteurs, en France, sauf de rares exceptions comme à Troyes, cherchent mal ou pas la ladrerie bovine; et il convient qu'à l'avenir ils s'en préoccupent davantage et la recherchent mieux, non seulement sur les viandes et les bovidés importés, mais aussi sur les bovidés indigènes. Il convient d'examiner, dans ce but, attentivement les divers muscles et organes, qui hébergent le plus souvent les cysticerques. Il convient d'examiner avec soin les muscles masséters internes et externes, la langue, le cœur, le diaphragme et les muscles divers intéressés par la division longitudinale du cadavre, afin de pouvoir ensuite faire des recherches plus minutieuses, au moyen d'incisions dans les diverses régions musculaires, si l'on a constaté quelques cysticerques à la suite de ce premier examen, qui peut d'ailleurs être accompagné de quelques incisions à travers les masséters. Quand la langue a des grains, on les sent sous le doigt explorateur.

Le *cysticercus bovis* est facile à reconnaître sur une viande fraîche; en faisant des coupes, dans le sens des fibres musculaires, on aperçoit les kystes dans le tissu conjonctif intra et intermusculaire, qui sont un peu oblongs; au contact de l'air ils perdent rapidement leur aspect vésiculeux et peuvent dès lors être méconnus; mais cette modification n'a pas lieu sous les aponévroses ni au milieu des masses musculaires; d'ailleurs, malgré la dessiccation du kyste et de la vésicule, la tête reste sous l'aspect d'un point blanchâtre ; et la vésicule redevient apparente, si l'on traite par l'eau. Quand la viande est sèche ou en voie de dessiccation, l'application d'eau additionnée d'acide acétique ou nitrique, l'emploi d'un mélange d'eau glycérinée et d'acide acétique font réapparaître le kyste.

La ladrerie bovine peut être caractérisée par des cysticerques normaux ou par des cysticerques plus ou moins dégénérés, ou par des cysticerques normaux et des cysticerques dégénérés.

De nombreux cas de ladrerie bovine pouvant passer, et passant inaperçus, il serait bon que la viande des bovins ne fût consommée que suffisamment cuite.

D'ailleurs, mêmes règles à préconiser, en matière d'inspection, que pour la ladrerie porcine : laisser utiliser librement les viscères non envahis; laisser utiliser librement la viande, quand les cysticerques sont confinés dans le cœur, la langue, les muscles de la tête; ne saisir, en vue de la destruction, les chairs ladres qu'en cas de ladrerie intense; les laisser utiliser, en cas de ladrerie peu intense, après salaison ou cuisson ou séjour pendant trois semaines dans un local réfrigérant de 0° à $+$ 2°.

IX. — Viscères, abats, issues.

Les viscères, abats, issues, qui auront éprouvé la fermentation putride seront saisis, éliminés de la consommation, bien que sains d'ailleurs. Les viscères avariés, corrompus, sont insalubres; ils sont mous, livides, noirâtres, verdâtres et plus ou moins malodorants.

En l'absence de toute avarie, saisir les viscères qui présentent certaines lésions et sont considérablement endommagés par la maladie : saisir les poumons et les foies, quand ils présentent de nombreux kystes d'échinocoques ; les laisser utiliser, quand la lésion est restreinte, sauf à enlever la partie ou les parties qui en sont le siège ; saisir intégralement les poumons ayant des lésions de tuberculose, de péripneumonie, d'inflammation quelconque étendue, des néoplasies multiples, et partiellement ceux qui présentent des lésions non spécifiques localisées ; saisir les foies atteints de cyrrhose, de distomatose avancées, de tumeurs, de dégénérescence, etc. ; saisir tout viscère atteint de quelque altération ou lésion d'une certaine gravité....

CHAPITRE IX

INSPECTION DE LA CHARCUTERIE, DE LA VO-LAILLE, DU GIBIER ET DU POISSON.

L'inspecteur des viandes de boucherie est ordinairement chargé d'inspecter les diverses préparations de la charcuterie, et quelquefois aussi la volaille, le gibier et le poisson, en vue de faire éliminer de la consommation les produits altérés, corrompus, insalubres et dangereux pour la santé de l'homme.

I. — Inspection de la charcuterie.

Le commerce de la charcuterie a pour objet principal la vente de la viande de porc, fraîche, conservée, salée, fumée, préparée et travaillée de diverses manières. Cependant les viandes de bovidés (bœufs, vaches, taureaux), de solipèdes (cheval, âne, mulet), sont fréquemment employées pour la confection de préparations (saucisses, saucissons, cervelas, fromage d'Italie, tête roulée, etc.) de charcuterie, destinées à être vendues au public. Quelles que soient les viandes employées, la charcuterie ne saurait être réputée insalubre qu'autant qu'elle est avariée, corrompue, altérée, ou qu'autant qu'elle a été confectionnée avec des viandes malsaines, malades, altérées, etc.

Tout ce qui a été dit précédemment, sur l'inspection des viandes fraîches en général, s'applique à celles qui sont employées dans la charcuterie ; il en est de même de ce qui a été dit sur les viandes conservées et les procédés de conservation, sur la différenciation des viandes, etc. Il reste à établir les règles de l'inspection des produits de la charcuterie, et à rechercher quelles altérations les rendent insalubres et doivent les faire saisir conformément aux prescriptions de la loi.

L'inspection bien entendue consistera : à surveiller les charcutiers ; à visiter leurs étaux, magasins, boutiques, réserves, laboratoires, cuisines, ustensiles ; à surveiller leur fabrication ; à rechercher les substitutions, falsifications, fraudes commises en vue de tromper les acheteurs ; à vérifier l'état de conservation de leurs divers produits.

Rien à ajouter sur l'inspection des viandes fraîches de porc. Ces viandes, quoique moins fermes et de conservation plus malaisée en été, ne sauraient, pour ce seul motif, être prohibées pendant la saison chaude. On a vu que divers parasites (trichines, cysticerques, psorospermies, distomes, actinomyces, etc.) peuvent se rencontrer dans la viande de porc ; on peut aussi y rencontrer des concrétions calcaires, résultant de ces parasites, ou autres, ou tuberculeuses ; on laissera utiliser la viande qui renferme de rares concrétions indéterminées ou des concrétions de psorospermose, distomes, haplocoques, et on saisira celle qui contient de nombreuses concrétions, quelle que soit leur origine.

1° FALSIFICATIONS DES PRÉPARATIONS DE CHARCUTERIE.

Les préparations (saucissons, etc.), faites avec de la viande de taureau, de vieux bovidé, de cheval, etc., pour être vendues comme telles, ne doivent être saisies que si elles ont été faites avec de la viande malsaine, ou qu'autant qu'elles sont avariées, altérées, corrompues. Mais l'inspecteur peut être appelé à reconnaître et à prévenir la fraude, quand les charcutiers vendent, comme ayant été faites avec la viande de porc, des préparations confectionnées avec de la viande de cheval... ou dans lesquelles entrent, pour une forte proportion, les viandes de cheval... Il devra, en pareil cas, constater les caractères physiques, que lui décèleront l'examen direct et l'examen après incision et après cuisson, recourir à l'analyse chimique (iode) et à la séro-réaction. Les préparations, dans lesquelles entrent exclusivement, ou pour une très forte proportion, la viande d'animaux solipèdes, de taureau âgé, de bœuf ou de vache âgés, sont plus foncées, noirâtres ou brunâtres; leur odeur est moins agréable; elles se cuisent moins vite et moins bien, restent coriaces et brunâtres, dégagent une odeur plus fade et ont une saveur plus fade, donnent un bouillon pâle et huileux. Ces caractères ne peuvent être appréciés qu'en prenant des termes de comparaison, qu'en examinant comparativement des préparations à composition connue. D'ailleurs, lorsqu'il s'agit de préparations déjà anciennes et plus ou moins desséchées, la coloration foncée est encore plus manifeste. Mais la différenciation devient plus malaisée et parfois impossible, quand le hachis est frais, et quand les viandes diverses ont été intimement mélangées. Grâce à l'analyse chimique, grâce à la recherche du glycogène par l'iode (Voy. plus haut), et grâce à la séro-réaction (Voy. plus haut), on pourra avoir des indications, d'une certaine précision, mais non toujours infaillibles.

L'utilisation de viandes avariées, ou malades, ou mortes, peut faire courir des risques graves aux consommateurs ; et, en pareil cas, la recherche de la fraude, rendue difficile par les manipulations et l'addition d'aromates ou d'épices, devra se baser, non seulement sur l'examen minutieux des préparations à la vue, au flairer, au toucher et au découpage (odeur désagréable, mauvais aspect), mais encore sur l'enquête, sur l'examen bactériologique (on a trouvé des lésions et des bacilles tuberculeux et des cysticerques, etc.), sur la vérification de la toxicité...

L'adjonction et l'incorporation d'amidon, de féculents, aux saucissons, se reconnaît au moyen de l'eau iodée ou iodo-iodurée, qui provoque une coloration bleue, qui disparaît à chaud, mais reparaît à froid; la mie de pain, s'il en a été ajouté, surnage comme la graisse, quand on projette du hachis dans l'eau. L'adjonction de matière colorante rouge (fuchsine, etc.), pour donner à des viandes pâles, anémiques, décolorées, une teinte plus foncée, se reconnaît en faisant bouillir un fragment de saucisson suspect; la graisse, qui s'en sépare, est alors teintée en rouge. L'analyse chimique permet de constater

l'emploi du biborate ; et l'emploi des sulfites ou bisulfites se reconnaît au dégagement d'acide sulfureux provoqué par l'action d'un acide minéral. La
salaison (sel marin), l'addition de nitrate de potasse
et de sucre, développent une coloration rouge, qui
se renforce par la cuisson, et qu'on ne saurait confondre avec la teinte donnée par une matière colorante.

2° VIANDES SALÉES, FUMÉES. PRÉPARATIONS DIVERSES.
CARACTÈRES D'UNE BONNE CONSERVATION. ALTÉ-
RATIONS DIVERSES.

Vérifier l'état de conservation des divers produits
de la charcuterie ; s'assurer s'ils ne sont pas altérés,
avariés, corrompus, s'ils ne sont pas nuisibles à la
santé de l'homme, doit être la principale et constante
préoccupation de l'inspecteur, qui aura le soin de
tout examiner, et qui incisera ou sondera les préparations suspectes à l'œil, à l'odorat ou au toucher. La
salaison et la fumaison, si fréquemment employées
pour conserver les viandes et les préparations de la
charcuterie, ne les mettent pas à l'abri de toutes les
altérations ; l'insuffisance de sel, la saumure tournée,
corrompue... occasionnent des modifications, qui
rendent la viande repoussante et dangereuse.

On reconnaîtra que les préparations et les produits divers de la charcuterie sont en bon état de
conservation, lorsqu'on constatera les caractères
suivants : aspect extérieur grisâtre (salaison) ou
plus ou moins brunâtre (fumaison) ; fermeté au
toucher et sécheresse de la surface ; absence de

toute odeur désagréable, d'avarie ou de putréfaction, à l'examen sommaire, à l'incision et au sondage ; odeur agréable, odeur de noisette pour la viande salée (lard, jambons...), odeur de suie pour la viande fumée, odeur des épices ou assaisonnements employés (saucissons) ; incision franche, la préparation résistant, mais ne fuyant pas sous l'instrument tranchant ; coupe nette, sèche, à coloration franche et vive, rosée franche sur la coupe du muscle et blanche sur la graisse (lard, jambons...), brillante sans cavités, rouge plus ou moins foncé ou marbré (saucissons, etc.) ; absence de rance trop avancé et densité (saucissons).

Quelquefois il peut y avoir excès de salaison, qui se traduit par une odeur plus ou moins accusée de chlore. Mais c'est plutôt la salaison insuffisante qu'on est exposé à rencontrer ; la viande est restée plus ou moins molle, la coupe est moins facile, plus humide et plus ou moins rouge frais dans les parties profondes. Les préparations, mal salées, mal fumées, insuffisamment salées ou fumées (lards, épaules, jambons, morceaux divers, saucissons, cervelas, mortadelles, etc.), traitées avec une saumure tournée, avariée, s'altèrent vite et se reconnaissent facilement. Elles peuvent avoir parfois bon aspect superficiellement ; mais elles (jambons, épaules, morceaux de lard, saucissons, etc.) sont molles au toucher ; la pression du doigt produit aisément à leur surface une empreinte qui reste ; leur coupe est humide, violacée ou rouge-feu ou quasi normale en couleur mais elle se ternit rapidement ; elles dégagent une odeur forte, spéciale, qui n'est pas celle de la putréfaction, mais qui est parti-

culièrement désagréable, et qu'on appelle odeur de
piqué ou d'*échauffé*. On peut soupçonner l'altération dont il s'agit au peu de résistance que les
pièces offrent à la pression du doigt ; en tout cas, on
s'en assure en pratiquant une incision, ou mieux en
se servant d'une sonde en os ou en ivoire, qu'on
introduit dans les jambons, morceaux de lard, saucissons, etc. ; par l'emploi de la sonde, on respecte
la forme de la pièce à examiner, et on obtient un
aussi bon résultat, car l'odeur de piqué, d'échauffé,
s'exhale du trou ainsi pratiqué et adhère en quelque
sorte à l'instrument, qu'il suffit d'approcher du nez
pour la percevoir.

Les viandes ou préparations, salées avec une
saumure tournée, corrompue, ne se conservent pas,
s'altèrent, éprouvent la décomposition putride,
comme celles qui, ayant été insuffisamment salées
ou fumées, se sont d'abord piquées, échauffées,
dégagent une odeur fétide, restent mollasses, sont
grisâtres, verdâtres, lie de vin.

Dans tous ces cas, la saisie est de rigueur, la
viande étant répugnante, repoussante, dangereuse,
même après cuisson.

Les préparations de charcuterie, même celles qui
ont été bien salées, peuvent aussi éprouver des altérations, quand elles sont conservées trop longtemps,
ou quand elles sont placées dans des locaux humides : elles peuvent se couvrir d'un vernis gras
noirâtre ou grisâtre, de moisissures, d'acares, d'insectes ; elles peuvent rancir plus ou moins profondément. Ces deux altérations sont moins graves que les
précédentes, en ce sens qu'elles n'envahissent souvent
que les parties superficielles ; et elles ne peuvent

motiver la saisie qu'autant qu'elles ont envahi non seulement les parties superficielles, mais aussi les parties profondes.

Le rance, qui résulte de la formation d'acides au contact de l'air, et qui se caractérise par une coloration jaune et une odeur forte, apparaît sur toutes les préparations qui contiennent du gras (lard, jambons, saucissons...); ordinairement il est superficiel, mais quelquefois il s'étend au centre (saucissons), et transforme complètement la préparation qu'il attaque, c'est alors qu'il faut saisir ; dans les autres cas, de même que quand il s'agit de moisissures, d'acares, d'insectes, situés superficiellement, la saisie n'est pas indiquée, c'est tout au plus si l'on doit éliminer les parties fortement endommagées. Les saucissons vieux, et même ceux qui sont confectionnés depuis peu de temps, rancissent plus ou moins vite et plus ou moins profondément, suivant l'époque de l'année pendant laquelle ils ont été confectionnés, et suivant le plus ou moins de soin apporté à leur fabrication ; ceux qui ont été fabriqués après l'hiver rancissent plus vite ; il en est de même de ceux qui ont été mal confectionnés, de ceux dans lesquels la viande n'a pas été suffisamment tassée. Une fois que le rance a pris une certaine étendue et est arrivé à un certain degré, la préparation devient désagréable à l'odeur et au goût, la graisse et la chair qui entrent dans sa composition deviennent jaunâtres. Pourtant la saisie ne semble devoir être pratiquée que quand l'altération est généralisée ; il est alors facile à l'inspecteur de ne pas se tromper, et sa décision est absolument légitime; le saucisson entièrement envahi par le rance exhale une odeur forte, il est léger, bosselé, creusé de petites cavernes, jaunâtre ou jaune grisâtre sur la coupe, friable. La désorganisation avancée de la graisse et de la chair qui le composent explique ces modifications ainsi que son odeur spéciale, sa légèreté, son changement d'aspect, sa couleur anormale, sa friabilité.

Les saucisses peuvent présenter les mêmes altérations que les saucissons ; de plus, il n'est pas rare qu'elles exhalent, sans qu'on ait à s'en préoccuper outre mesure, une odeur plus ou moins prononcée d'eau de javelle, qui tient au mode de fabrication. Les cervelas, les autres préparations, formées de viandes mélangées (fromage d'Italie, tête roulée, galantine...) devront, comme les saucissons et les saucisses altérés, piqués, corrompus, être saisis toutes les fois qu'ils seront fabriqués avec des viandes avariées, altérées, corrompues, fétides : il en sera de même des boudins, andouillettes, viandes cuites, exhalant une mauvaise odeur.

II. — Inspection de la volaille.

Les oiseaux de basse-cour donnent, pour la plupart, une viande recherchée ; mais il est des cas où la saisie est de rigueur, lorsque les cadavres ont subi une avarie accusée, et lorsque les animaux étaient atteints de certaines affections.

Les cadavres, même irréprochables d'abord au point de vue de la salubrité, peuvent avoir subi une avarie plus ou moins avancée, qui les rend insalubres. Sur les cadavres non avariés on peut constater les principaux caractères suivants : absence d'odeur désagréable du côté des ouvertures naturelles ; trou de la saignée encore frais et sans odeur désagréable ; œil encore brillant et remplissant la cavité orbitaire ; adhérence intense des plumes à la peau sur les oiseaux non déplumés ; crête vive, absence de taches violacées ou verdâtres et de suffusions sanguines à la peau, dont la couleur, comme celle des muscles et de la graisse, varie suivant les espèces et les races ; fermeté et odeur agréable (plus ou moins désagréable si les oiseaux ont été nourris avec des débris animaux avariés) de la chair, dont la coloration est variable suivant les espèces, les races, l'âge et le mode d'alimentation, tantôt plus ou moins blanche (poulets), tantôt plus ou moins jaunâtre (oies, canards), tantôt plus ou moins foncée, rouge ou brunâtre ou même noirâtre (pintades, pigeons, oiseaux âgés) ; graisse ferme, dense et jaunâtre plus ou moins foncée dans bien des cas, plus molle et plus huileuse chez l'oie, jaune ictéroïde chez les oiseaux engraissés avec le maïs, huileuse et moins ferme chez les oiseaux nourris avec des résidus d'huilerie.

L'avarie, qui modifie la teinte, l'odeur et la fermeté des chairs, est favorisée et accélérée par de nombreuses causes : par le jeune âge des oiseaux ; par l'occision sans effusion de sang ; par le séjour des viscères dans les cavités ; par l'état avancé de graisse ; par l'état maladif ; par les manipulations réitérées ; par l'emballage défectueux ; par l'entassement des cadavres ; par la date très éloignée de la mort ; par les conditions ambiantes, telles que l'électricité, l'humidité, la chaleur, les émanations, etc., etc.

Les volailles avariées, en voie de décomposition putride plus ou moins avancée, se reconnaissent aux caractères suivants : odeur désagréable de putréfaction aux ouvertures naturelles, au croupion, au point de la saignée, partout ; œil terne, opaque, enfoncé dans l'orbite ; crête terne ; plumes s'arrachant facilement ; mollesse de l'ensemble des chairs ; taches livides, verdâtres, plus ou moins étendues, au croupion, au voisinage de la saignée, au cou, sous le ventre, partout. Les volailles, ainsi avariées, sont repoussantes, insalubres, et doivent être saisies.

Cependant, si l'avarie est peu avancée, si elle est localisée, si les chairs sont encore fermes, quand l'odeur désagréable et la teinte anormale sont localisées à la région de la saignée et au croupion, les cadavres peuvent être consommés, si on a le soin de les soumettre sans retard à la cuisson. Il ne faut pas prendre pour de l'avarie : la teinte rouge plus ou moins foncée, que peuvent présenter des volailles sacrifiées par étouffement, sans saignée ; ni les ecchymoses, qui peuvent résulter de coups ou contusions.

La maigreur extrême, ordinairement consécutive à des affections parasitaires ou autres, doit entraîner la saisie, surtout lorsqu'il s'agit d'affections bactériennes. Les volailles, qui sont mortes de quelque maladie ou de quelque empoisonnement, ne doivent pas être livrées à la consommation : la chair est plus ou moins foncée, molle, flasque, lavée, livide, quand les oiseaux sont morts de maladie ; on soupçonnera l'empoisonnement par le seigle ergoté à l'existence de taches noirâtres ou bleuâtres sur la peau, à la gangrène de la crête ; l'empoisonnement par le phosphore se reconnaît à la décoloration de la crête, aux vapeurs blanches alliacées, qui se dégagent des voies digestives quand on les ouvre.

Certaines maladies graves doivent faire exclure les volailles de la consommation, même quand les oiseaux ont été sacrifiés avant que la mort naturelle fût sur le point d'arriver: il en est ainsi de la diphtérie, du choléra et de la tuberculose, et aussi du charbon, de la rage, que les oiseaux contractent rarement.

Les cadavres des oiseaux morts, ou tués en cours de diphtérie grave, doivent être saisis; ils se reconnaissent aux caractères suivants : exsudats ou amas pseudo-membraneux sur certaines muqueuses (muqueuses oculaire, nasale, laryngienne, bucco-pharyngienne, intestinale, trachéale), quelquefois dans les parenchymes (foie, sacs aériens), voire à la peau, au voisinage des ouvertures naturelles ; microbe pathogène spécial dans les lésions ; souvent maigreur, etc.

Les oiseaux morts de choléra (pasteurellose), ou sacrifiés en cours de choléra grave ou avancé, doivent également être saisis ; on les reconnaît aux caractères suivants : coloration violacée de la crête ; taches violacées, noirâtres, plus ou moins étendues, en diverses régions sur la peau; souillure des ouvertures naturelles par des produits morbides; coloration plus ou moins foncée des chairs; hyperémie des viscères ; état catarrhal des muqueuses, surtout de la muqueuse digestive ; nombreux microbes ovoïdes dans le sang, etc.

La tuberculose sera plus difficilement soupçonnée, car les lésions sont le plus souvent localisées sur les viscères (foie, rate, intestins, etc.); néanmoins, en cas de maigreur plus ou moins accusée, l'inspecteur, ainsi mis en éveil, devra ouvrir le cadavre, vérifier l'état des viscères, reconnaître les lésions tuberculeuses, en faire l'examen bactériologique, et saisir, s'il y a tuberculose plus ou moins avancée avec maigreur concomitante. Il y aurait aussi lieu de saisir en cas de charbon...

III. — Inspection du gibier.

L'inspection du gibier est forcément limitée à la détermination du degré d'avarie, qui doit le faire exclure de la consommation ; l'habitude qu'on a de manger certains gibiers, après qu'ils ont eu le temps de devenir plus ou moins faisandés, impose une certaine réserve à l'inspecteur, qui doit se montrer tolérant et ne saisir qu'autant qu'il y a corruption avancée. Cependant, si le rôle de l'inspecteur doit se borner à la détermination du degré d'avarie, il est des cas où il peut être appelé à se prononcer sur certaines fraudes, à déterminer certaines substitutions, surtout la substitution du chat ou du lapin au lièvre.

Le faisandage, arrivé à un certain degré, s'annonce par tous les signes d'une putréfaction déjà avancée : le cadavre exhale une odeur fétide ; les chairs sont molles et fétides ; la peau est verdâtre, livide, humide ; les poils ou les plumes s'arrachent facilement et entraînent avec eux des lambeaux de tégument ; le tissu conjonctif est distendu par des gaz fétides, etc. Dans cet état le gibier est dangereux pour la santé du consommateur, comme toutes les viandes putréfiées ; et, pour les mêmes raisons, il doit alors être éliminé de la consommation. Quand l'altération est moins avancée, quand le gibier est seulement mortifié, ou quand il n'a éprouvé qu'un commencement de faisandage, quand l'odeur et la teinte anormales sont localisées au ventre ou aux parties lésées, quand en un mot la fermentation est à son début, l'utilisation doit être tolérée.

Parfois certains gibiers (gibiers forcés) ont une odeur plus ou moins urineuse, la chair plus ou moins molle, etc. ; ils peuvent être alors dangereux à consommer, désagréables au goût ; mais cette altération échappe à l'inspecteur dans bien des cas. Les lapins et les lièvres trouvés crevés de quelque affection parasitaire ou microbienne doivent être saisis.

La substitution du chat au lapin et au lièvre, du lapin au lièvre, peut être reconnue grâce aux caractères différentiels fournis par les os et par la viande elle-même : le lapin domestique a la chair blanche, le lapin sauvage l'a plus foncée ; le lièvre a la chair noirâtre, foncée, son goût et son fumet sont très accusés ; le chat a la chair moins blanche que le lapin domestique et sans fumet comme celle du lièvre ; si la viande du chat peut être confondue avec celle du lapin, il n'en saurait être de même avec celle du lièvre, qui reste toujours plus foncée ; mais c'est surtout d'après les caractères des os, comparés avec des os authentiques du lapin, du lièvre et du chat, qu'on reconnaîtra sûrement la substitution.

IV. — Inspection du poisson, des crustacés et des coquillages.

On a maintes fois observé des empoisonnements graves, chez des personnes, provoqués par des poissons avariés, mal conservés (poissons gâtés, morues avariées, rouges, putréfiées), par des crustacés et des mollusques (écrevisses, crevettes, moules, huîtres) avariés, et même quelquefois par des poissons normaux, dont certains peuvent contenir un poison dans certains organes (foie, œufs, laitance...), fabriqué ou reçu (poissons empoisonnés avec la coque du Levant).

Le poisson livré à la consommation doit être frais ou bien conservé. On reconnaît qu'il est frais et non avarié aux caractères suivants : odeur spéciale *sui generis*, plus ou moins forte, mais non désagréable ; fermeté de la chair ; aspect brillant, fin, et lustré, de la peau, des écailles, qui ne se détachent pas facilement ; œil clair et transparent ; ouïes humides et d'une teinte rouge ou rose-vermeil.

Le poisson frais, avarié, doit être éliminé de la consommation ; on le reconnaît aux caractères suivants : aspect extérieur terne, sans brillant ; peau plus ou moins crispée, écailles visqueuses se détachant facilement ; yeux ternes, vitreux, affaissés, ouïes sèches, grisâtres, sombres, blafardes (quelquefois on les a teintes avec du sang frais) ; mollesse du corps et de la chair, qui exhalent une odeur plus ou moins nauséabonde.

Il faut saisir : les poissons salés, fumés, desséchés,

qui sont en mauvais état de conservation ; les morues avariées, altérées, moisies, rouges, putréfiées. Il faut saisir les barbeaux atteints de myxosporidiose grave, et les poissons (lotte, brochet, perche, ombre chevalier, truite, féra, saumon) atteints de cysticercose grave, d'où dérive le *tænia botriocephalus latus...*

Il faut saisir les crustacés avariés, qui exhalent une odeur de putréfaction, ainsi que les coquillages avariés, malodorants, les moules toxiques.

ADDENDUM

Bien que tout le monde n'approuve pas l'idée, soutenue par beaucoup, d'une réglementation des motifs de saisie, applicable dans toute la France, il est à souhaiter qu'il soit établi une règle de conduite uniforme, en ce qui concerne des cas bien déterminés, qui sont jugés avec une sévérité variable suivant les localités. Le but unique de l'inspection devant être de rechercher et de retirer de la consommation les viandes insalubres, il est à souhaiter qu'il soit établi par la loi une réglementation des causes de saisie au moins dans ses grandes lignes.

En Allemagne cette réglementation existe et voici en résumé comment elle est conçue :

1° La saisie totale de la viande, des viscères, de la graisse et des os est imposée dans les cas suivants : charbon bactéridien ; charbon symptomatique ; pasteurellose bovine ; rage ; morve ; peste bovine ; empoisonnement du sang, d'origine pyohémique ou septicémique, à la suite de plaies purulentes ou gangreneuses, de mammites, de métrites, d'arthrites, de synovites, d'inflammations du pied, de l'ombilic, des poumons, du péritoine, de la plèvre, de l'intestin ; tuberculose avec maigreur extrême ; rouget du porc, quand il y a altération avancée des muscles et de la graisse ; peste porcine et pasteurellose porcine, avec amaigrissement notable ou troubles généraux graves ; tétanos, si la saignée a été incomplète, et s'il existe des lésions musculaires marquées ; ictère, si après vingt-quatre heures la totalité du corps conserve encore une teinte jaune ou vert jaunâtre, ou s'il y a maigreur ; hydrohémie avancée et généralisée ; tumeurs, si elles siègent dans de nombreux points des muscles, des os ou des ganglions lymphatiques ; ladrerie et trichinose chez le chien ; odeur prononcée d'urine, odeur génitale, odeur persistante ou désagréable de la viande à la suite de médication, de désinfection, etc., si l'odeur persiste malgré l'épreuve de la cuisson et du refroidissement ; amaigrissement total à la suite de maladie ; putréfaction avancée ou décomposition ; animaux sacrifiés *in extremis*, animaux morts naturellement, animaux mort-nés, fœtus, animaux morts d'accidents (fractures du crâne, des vertèbres cervicales, coups de feu, fulguration, hémorragie ou asphyxie sans maladie antérieure), si les cadavres n'ont pas été immédiatement vidés.

2° La saisie totale, à l'exception de la graisse, doit être prononcée dans les cas suivants : tuberculose sans maigreur notable, s'il existe des signes d'une infection récente par la voie sanguine, et si les lésions de cette infection sanguine ne sont pas limitées aux viscères et à la mamelle ; ladreries bovine, porcine, ovine, caprine, si la viande est hydrohémique ou décolorée, ou si les parasites vivants ou morts se présentent en grand nombre, au nombre de plus d'un sur la plupart des coupes pratiquées aux lieux d'élection des cysticerques, les viscères indemnes de la ladrerie ne sont pas saisis ; corpuscules de Miescher (sarcocystis), lorsque la viande est hydrohémique ou notablement décolorée ; trichinose du porc.

3° La saisie ne doit porter que sur les organes et les régions atteintes dans les cas suivants : parasites animaux des viscères, douves hépatiques, ténias, cysticercoses, échinococcose, cœnurose, vers ronds, corpuscules de Miescher, etc., en dehors des cas où il y a lieu à saisie totale (si, à cause de leur nombre ou de leur distribution, les parasites ne peuvent pas être complètement isolés, l'organe tout entier est saisi ; dans tous les autres cas les parasites sont enlevés et les organes livrés à la consommation ; les organes ladres doivent être détruits) ; tumeurs localisées ; péripneumonie bovine sans amaigrissement ; tuberculose dans les cas non spécifiés aux saisies totales (un organe est considéré comme tuberculeux alors même que seuls les ganglions qui en dépendent sont tuberculeux) ; actinomycose et botryomycose ; tétanos dans les cas non prévus aux saisies totales ; fièvre aphteuse sans affection concomitante (les parties à saisir sont les régions malades, et les organes dépourvus de valeur comme les pieds, la tête et la langue peuvent être livrées à la consommation après ébouillantage opéré à l'abattoir) ; maladies inflammatoires non spécifiées précédemment ; foyers purulents ou hémorragiques, encapsulés, si l'état général n'était pas modifié immédiatement avant la mort, et en particulier s'il n'existe pas de manifestations d'altération du sang ; blessures, plaies, contusions, fractures des os, brûlures, etc., si l'état général n'est pas altéré ; urticaire du porc ou forme bénigne du rouget ; rouget du porc, à l'exception du cas envisagé aux saisies totales, le sang et les abats devant être détruits; pasteurellose et peste du porc, en dehors des cas spécifiés aux saisies totales ; les porcs qui présentent des lésions discrètes de pasteurellose, sans accidents généralisés et sans amaigrissement considérable, ou seulement des reliquats de l'affection (adhérences, cicatrices, foyers encapsulés ou calcifiés, etc.), sont livrés entiers à la consommation, à l'exclusion des parties altérées; malformations (?) sans troubles généraux et sans modification de la viande; atrophie des organes ou de groupes musculaires; infiltrations sanguines ou séreuses, dépôts calcaires ou pigmentaires (pigmentations, coloration noire, brune, jaune) dans des organes ou des régions isolées; putréfaction surperficielle, moisissures, etc., sur des points localisés; souillure de la viande par du pus, de la sanie, des produits inflammatoires ; présence du contenu stomacal ou d'autres liquides souillés dans le sang ou dans le poumon ; altération de la viande consécutive à l'insufflation ; maculages indélébiles, non susceptibles de disparaître par la toilette des parties.

4° Sont utilisables sous conditions : la graisse dans les cas prévus à la classe 2°; le quartier porteur d'un ganglion tuberculeux, pourvu que ce quartier ne soit pas justiciable de la saisie partielle en vertu d'un motif compris dans la classe 3°; le corps tout entier, à l'exception des parties saisies en vertu des prescriptions de la classe 3°, lorsqu'il présente l'une des altérations suivantes : tuberculose non limitée à un seul organe et sans maigreur notable, si les foyers de ramollissement sont peu étendus, ou si les manifestations d'une infection par

la voie sanguine intéressent seulement les viscères et
les mamelles ; rouget du porc en dehors des cas
contenus dans la classe 1° ; pasteurellose et peste du
porc, à l'exception des cas énumérés dans la
classe 1° ; ladreries bovine, porcine, ovine, caprine,
à moins que les prescriptions de la classe 1° ne
soient applicables, et à l'exception des cas où l'examen du cadavre, après la distribution en morceaux
pesant environ 2^{kg},500, ne fait découvrir qu'un seul
cysticerque, le foie, la rate, l'estomac et l'intestin
des animaux ladres et la graisse des bœufs ladres
sont rendus à la libre consommation s'ils sont
indemnes de cysticerques.

Les conditions, imposées aux produits et aux
viandes visés dans la classe 4°, pour les rendre propres à la consommation, sont : la fusion pour la
graisse dans les cas compris dans la classe 2° ; la
cuisson ou le traitement par la vapeur en cas de
tuberculose ; la cuisson ou le traitement par la
vapeur ou la salaison pour les cas de rouget, de pasteurellose et de peste du porc, et pour les cas de
ladrerie du porc, du mouton, de la chèvre ; la cuisson ou le traitement par la vapeur ou la salaison ou
la réfrigération pour les cas de ladrerie bovine. La
fusion de la graisse est considérée comme suffisante,
quand la substance est devenue fluide dans des récipients ouverts, ou quand elle a été portée à 100°
dans un appareil à vapeur ; pour les viandes parasitaires, la cuisson à l'eau est suffisante, si les parties
centrales ont pris une teinte grise pour le bœuf,
gris blanchâtre pour le porc, et si le jus qui s'écoule
des coupes n'a plus une teinte rouge ; la viande
d'animaux atteints de maladies infectieuses est dé-

coupée en morceaux de 15 centimètres d'épaisseur et maintenue deux heures et demie dans l'eau bouillante ; le traitement de la viande par la vapeur dans des appareils spéciaux est suffisant, si les parties centrales ont subi la température de 80° pendant dix minutes, ou si les morceaux de 15 centimètres d'épaisseur ont été exposés deux heures à la pression d'une demi-atmosphère ; pour être soumise à la salaison, la viande est découpée en morceaux de $2^{kg},500$, la salaison dure au moins trois semaines dans la saumure à 25 p. 100 ; la réfrigération a lieu pendant trois semaines dans des chambres spéciales.

Les viandes réputées insalubres peuvent être rangées en trois catégories : 1° celles qui, imprégnées de substances toxiques, doivent être détruites ou transformées industriellement ; 2° celles qui, après stérilisation convenable, pourraient être utilisées dans l'alimentation des animaux ; 3° celles qui (tuberculose, ladrerie...), grâce à une stérilisation convenable, deviennent utilisables pour la consommation des personnes. Les procédés de stérilisation sont : la fusion pour les graisses ; la réfrigération pour les viandes ladres de bœuf ; la salaison pour les viandes ladriques ; la cuisson à l'eau ou à la vapeur dans des chaudières ou autoclaves pour les viandes tuberculeuses, qui, en attendant la stérilisation par la cuisson, peuvent être conservées par la salaison (la cuisson par ébullition dans l'eau assure mieux la stérilisation que le braisage, rôtissage, grillage).

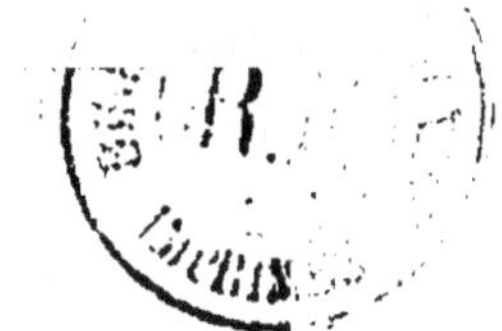

TABLE DES MATIÈRES

CHAPITRE IV

CHAPITRE V

CHAPITRE VI

CHAPITRE VII

101-04. — Corbeil. Imprimerie Éd. Crété.